全国中医药专业技术资格考试
全科医学（中医类）专业（中级）押题秘卷

全国中医药专业技术资格考试命题研究组　编

中国中医药出版社
·北　京·

图书在版编目（CIP）数据

全国中医药专业技术资格考试全科医学(中医类)专业(中级)押题秘卷/全国中医药专业技术资格考试命题研究组编．—北京：中国中医药出版社，2020.1

ISBN 978 - 7 - 5132 - 5805 - 0

Ⅰ.①全…　Ⅱ.①全…　Ⅲ.①中国医药学 – 资格考试 – 习题集　Ⅳ.①R2 – 44

中国版本图书馆 CIP 数据核字（2019）第 239015 号

中国中医药出版社出版

北京经济技术开发区科创十三街 31 号院二区 8 号楼

邮政编码　100176

传真　010 – 64405750

山东临沂新华印刷物流集团有限责任公司印刷

各地新华书店经销

开本 787×1092　1/16　印张 8.5　字数 208 千字

2020 年 1 月第 1 版　2020 年 1 月第 1 次印刷

书号　ISBN 978 - 7 - 5132 - 5805 - 0

定价　39.00 元

网址　www.cptcm.com

答 疑 热 线　010 – 86464504

购 书 热 线　010 – 89535836

维 权 打 假　010 – 64405753

微信服务号　**zgzyycbs**

微商城网址　**https://kdt.im/LIdUGr**

官 方 微 博　**http://e.weibo.com/cptcm**

天猫旗舰店网址　**https://zgzyycbs.tmall.com**

如有印装质量问题请与本社出版部联系(010 – 64405510)

使用说明

为进一步贯彻人力资源和社会保障部、国家卫生健康委员会及国家中医药管理局关于全国卫生专业技术资格考试的有关精神，进一步落实中医药专业技术资格考试的目标要求，国家中医药管理局人事教育司委托国家中医药管理局中医师资格认证中心颁布了最新版《全国中医药专业技术资格考试大纲》。

为了配合新大纲的实施，帮助考生顺利通过考试，我们组织高等中医药院校相关学科的优秀教师团队，依据新大纲编写了相应的《全国中医药专业技术资格考试通关系列丛书》。

本书含 3 套标准试卷，按照最新版大纲的要求编写，根据历年真卷筛选出易考易错题，通过对历年真卷考点分布的严格测算进行设计，力求让考生感受最真实的全国中医药专业技术资格考试命题环境，使考生在备考时和临考前能够全面了解自身对知识的掌握情况，做到查缺补漏、有的放矢。同时供考生考前自测，通过练习熟悉考试形式、掌握考试节奏、适应考试题量、巩固薄弱环节，确保考试顺利通过。

目　录

全国中医药专业技术资格考试

全科医学（中医类）专业（中级）押题秘卷（一）

考试日期：　　　年　　月　　日

考生姓名：_____

准考证号：_____

考　　点：_____

考　场　号：_____

一、A 型题（单句型最佳选择题）

1. 被称为阴阳之"征兆"的是
   A. 寒与热
   B. 水与火
   C. 明与暗
   D. 左与右
   E. 动与静

2. "益火之源,以消阴翳"是指
   A. 寒者热之
   B. 辛温发散,以散阴寒
   C. 补阳之法,消退阴气的相对过盛
   D. 阴得阳升而源泉不竭
   E. 阳得阴助而生化无穷

3. 根据五色主病的特点,肾病所见的面色应是
   A. 青色
   B. 红色
   C. 黑色
   D. 白色
   E. 黄色

4. 被称为"气机升降之枢纽"的脏腑是
   A. 肺、肾
   B. 肝、肺
   C. 脾、胃
   D. 心、肾
   E. 脾、肺

5. 称肺为"娇脏"的主要根据是
   A. 肺居五脏之最高位
   B. 肺外合皮毛
   C. 肺不耐寒热
   D. 肺为水之上源
   E. 肺主宣发肃降

6. 被称为"骨之余"的是
   A. 髓
   B. 齿
   C. 爪
   D. 筋
   E. 脑

7. 活动力极强、流动很迅速的气是
   A. 卫气
   B. 营气
   C. 元气
   D. 宗气
   E. 清气

8. "吐下之余,定无完气"的依据是
   A. 气随血脱
   B. 气随津脱
   C. 血和津液
   D. 气和脏腑
   E. 气能生血

9. 足太阳膀胱经与足少阴肾经相交的部位是
   A. 手小指端
   B. 足小趾端
   C. 手无名指端
   D. 手大指端
   E. 足大趾端

10. 最细小的络脉是
    A. 胃之络脉
    B. 孙络
    C. 心之络脉
    D. 别络
    E. 浮络

11. 十二经脉的功能活动反映于体表的部位是
    A. 孙络
    B. 十二经筋
    C. 十二皮部
    D. 十五别络
    E. 浮络

12. "久卧"最易伤
    A. 气
    B. 血
    C. 肉
    D. 精
    E. 筋

13. 暑邪伤人,可见气短、乏力等症,其原因是
    A. 暑为阳邪,其性炎热
    B. 暑邪伤人,损伤脾胃,纳食减少
    C. 暑多夹湿,阻遏气机
    D. 暑性升散,伤津耗气
    E. 暑为阴邪

14. 性质"重浊"的邪气是
    A. 寒邪
    B. 暑邪
    C. 燥邪
    D. 火邪
    E. 湿邪

15. 感邪后一病未愈,另一部位又病的发病形式是
    A. 徐发
    B. 继发
    C. 合病
    D. 复发
    E. 并病

16. 与"寒从中生"关系最密切的两个脏是
    A. 心、肺
    B. 心、肾
    C. 脾、肾
    D. 肝、肾
    E. 心、脾

17. "五志过极"和"六气"皆可化生的是
    A. 内风
    B. 内寒
    C. 内湿
    D. 内燥
    E. 内火

18. "阳胜则阴病"表现为
    A. 实寒
    B. 虚寒
    C. 虚热
    D. 实热
    E. 虚实寒热错杂

19. 肝血亏损的病机,下列不确切的是
    A. 阳气亢逆于上,耳鸣头晕
    B. 肝血不足,月经量少
    C. 血虚不能上荣,两目干涩
    D. 血虚筋脉失养,肢体麻木
    E. 血虚化燥生风,肌肤瘙痒

20. "用热远热"的含义是
    A. 阳盛之人慎用温热药物
    B. 原有内热,复感外寒之人,慎用温热药物
    C. 阴虚之人,慎用温热药物
    D. 南方炎热,慎用温热药物
    E. 夏季炎热,慎用温热药物

21. 预防并发症和伤残工作属于
    A. 一级预防
    B. 二级预防
    C. 三级预防
    D. 四级预防
    E. 综合预防

22. 反映某暴露因素与疾病关联强度的最好指标是
    A. 人群归因危险度
    B. 全人群该病的发病率
    C. 该因素的流行率
    D. 相对危险度
    E. 归因危险度

23. 实验流行病学的基本特征不包括
    A. 随机
    B. 对照
    C. 前瞻
    D. 匹配
    E. 干预

24. 与城市空气 SO_2 污染的危害有关的是
    A. 硝酸盐
    B. 光化学烟雾
    C. 汞的甲基化
    D. 酸雨
    E. 水体富营养化

25. 慢性汞中毒的特有症状为
    A. 口腔炎
    B. 易兴奋症
    C. 植物神经功能紊乱
    D. 肌肉震颤
    E. 脱发

26. 效果评价常用方法有同一人群不同时期的前后对照法和不同地区不同人群的
    A. 横向比较
    B. 纵向比较
    C. 先后比较
    D. 前后比较
    E. 纵横比较

27. 肿瘤的一级预防是指
    A. 要求为癌症患者提供规范化的诊疗方案和康复指导
    B. 应用遗传易感基因寻找生物标记物,计算个体危险度
    C. 用常见方法进行筛检,发现和防治高危人群,根治癌前病变
    D. 根据目前对恶性肿瘤病因学和自然史的认识、结合机体的调节功能和代偿状况,采取相应措施,提高机体防癌能力,防患于未然
    E. 提高癌症患者的治愈率、生存率和生存质量

28. 下列药物中,不属四大怀药的是
    A. 地黄
    B. 牛膝
    C. 山药
    D. 砂仁
    E. 菊花

29. 五味的阴阳属性,属于阳的一组是
    A. 辛、甘、咸
    B. 酸、苦、淡
    C. 甘、淡、苦
    D. 辛、甘、淡
    E. 辛、苦、酸

30. 所谓中药的剂量,一般是
    A. 单味药成人一日量
    B. 单味药成人一次量
    C. 单味药小儿一日量
    D. 单味药小儿一次量
    E. 一剂药的分量

31. 善于疏解半表半里之邪,具有和解退热功效的药物是
    A. 菊花
    B. 柴胡
    C. 升麻
    D. 桑叶

E. 蝉蜕

32. 栀子的归经是
    A. 心、肺、胃、三焦经
    B. 心、肝、胃、肺经
    C. 心、肺、胆、膀胱经
    D. 心、胃、肝、胆经
    E. 心、胃、肺、膀胱经

33. 内服能够清热泻火,除烦止渴;火煅后外用
    能够敛疮生肌,收湿,止血的药物是
    A. 石膏
    B. 知母
    C. 栀子
    D. 芦根
    E. 竹叶

34. 既可以清肝,又能杀虫的药物是
    A. 番泻叶
    B. 芦荟
    C. 甘遂
    D. 芫花
    E. 牵牛子

35. 防己具有的功效是
    A. 祛风湿,止痛,安胎
    B. 祛风湿,舒经络,解表
    C. 祛风湿,消骨鲠,解暑
    D. 祛风湿,止痛,化湿和胃
    E. 祛风湿,止痛,利水消肿

36. 具有化湿解暑功效的药物是
    A. 苍术
    B. 佩兰
    C. 豆蔻
    D. 砂仁
    E. 草豆蔻

37. 茵陈具有的功效是

    A. 利水渗湿,安神
    B. 清利湿热,解毒
    C. 利水渗湿,除痹
    D. 利水通淋,祛风湿
    E. 利湿退黄,解毒疗疮

38. 既能温中回阳,又能温肺化饮的药物是
    A. 生姜
    B. 干姜
    C. 炮姜
    D. 煨姜
    E. 高良姜

39. 陈皮具有的功效是
    A. 疏肝解郁,化湿止呕
    B. 温肺化痰,行气止痛
    C. 理气健脾,燥湿化痰
    D. 理气调中,温肾纳气
    E. 温经散寒,行气活血

40. 既能消食和胃,又能发散风寒的药物是
    A. 紫苏
    B. 藿香
    C. 山楂
    D. 陈皮
    E. 神曲

41. 既能杀虫消积,又能行气利水截疟的药物
    是
    A. 槟榔
    B. 大腹皮
    C. 苦楝皮
    D. 南瓜子
    E. 川楝子

42. 既能化瘀止血,又能活血定痛的药物是
    A. 仙鹤草
    B. 白及
    C. 三七

D. 大蓟

E. 槐角

43. 能"行血中气滞,气中血滞,专治一身上下诸痛"的药物是

A. 羌活

B. 延胡索

C. 白芷

D. 郁金

E. 川芎

44. 既能清热化痰,又能除烦止呕的药物是

A. 生姜

B. 陈皮

C. 竹茹

D. 贝母

E. 旋覆花

45. 朱砂入药的正确炮制方法是

A. 水飞

B. 炙

C. 煅

D. 煨

E. 淬

46. 具有息风止痉,平抑肝阳,祛风通络功效的药物是

A. 夏枯草

B. 僵蚕

C. 天麻

D. 决明子

E. 代赭石

47. 麝香内服的用量是

A. 0.03 ~ 0.1g

B. 0.3 ~ 0.6g

C. 0.1 ~ 0.2g

D. 0.002 ~ 0.004g

E. 0.001 ~ 0.003g

48. 下列选项,不属甘草归经的是

A. 脾

B. 肺

C. 胃

D. 肝

E. 心

49. 被誉为"久泻久痢之涩肠止泻之圣药"的是

A. 罂粟壳

B. 五倍子

C. 肉豆蔻

D. 五味子

E. 赤石脂

50. 外用解毒杀虫疗疮,内服补火助阳通便的药物是

A. 雄黄

B. 肉苁蓉

C. 硫黄

D. 白矾

E. 蛇床子

51. 下列各项,不属于和法范畴的是

A. 表里双解

B. 调和营卫

C. 消食和胃

D. 分消上下

E. 透达膜原

52. 《温病条辨》所称"辛凉平剂"指的是

A. 银翘散

B. 桑菊饮

C. 桑杏汤

D. 参苏饮

E. 白虎汤

53. 济川煎组成中含有的药物是

A. 牛膝、枳壳

B. 升麻、枳实

C. 泽泻、枳实

D. 大黄、当归

E. 大黄、肉苁蓉

54. 大柴胡汤的主治病证是

　　A. 少阳阳明合病

　　B. 太阳少阳合病

　　C. 太阳阳明合病

　　D. 太阳少阴合病

　　E. 阳明厥阴合病

55. 方药配伍寓有"火郁发之"之意的方剂是

　　A. 清胃散

　　B. 玉女煎

　　C. 白虎汤

　　D. 清营汤

　　E. 犀角地黄汤

56. 六一散的功用是

　　A. 清暑利湿

　　B. 疏风解暑

　　C. 清暑益气

　　D. 清解暑热

　　E. 清心解暑

57. 吴茱萸汤的功用是

　　A. 温中补虚,降逆止痛

　　B. 温补气血,缓急止痛

　　C. 温中补虚,和里缓急

　　D. 温中补气,和里缓急

　　E. 温中补虚,降逆止呕

58. 补中益气汤中配伍黄芪的用意是

　　A. 补气固表

　　B. 补气升阳

　　C. 补气生血

　　D. 补气行水

　　E. 补气活血

59. 固冲汤组成中含有的药物是

　　A. 生黄芪、煅牡蛎

　　B. 炙黄芪、海螵蛸

　　C. 五味子、山萸肉

　　D. 生龙骨、炒白术

　　E. 炒白芍、棕榈炭

60. 酸枣仁汤的功用是

　　A. 养心安神,滋阴补肾

　　B. 补肾宁心,益智安神

　　C. 养血安神,清热除烦

　　D. 养心安神,和中缓急

　　E. 滋阴清热,养血安神

61. 紫雪的主治病证是

　　A. 热闭内陷心包证

　　B. 痰热内闭心包证

　　C. 热盛动风证

　　D. 暑令时疫

　　E. 暑秽

62. 定喘汤与苏子降气汤两方组成中均含有的药物是

　　A. 苏子、甘草

　　B. 苏子、杏仁

　　C. 厚朴、杏仁

　　D. 半夏、黄芩

　　E. 当归、甘草

63. 主治脾阳虚便血的方剂是

　　A. 黄土汤

　　B. 归脾汤

　　C. 槐花散

　　D. 四君子汤

　　E. 补中益气汤

64. 功用为祛风化痰、通络止痉的方剂是

　　A. 牵正散

　　B. 大秦艽汤

C. 小活络丹

D. 独活寄生汤

E. 羌活胜湿汤

65. 养阴清肺汤中配伍薄荷的用意是

A. 清利头目

B. 芳香辟秽

C. 清热透疹

D. 散邪利咽

E. 疏散肝郁

66. 八正散的功用是

A. 清热化湿, 理气和中

B. 利湿化浊, 清热解毒

C. 清热凉血, 利水通淋

D. 清热泻火, 利水通淋

E. 利湿清热, 疏风止痛

67. 主治痰热结胸证的方剂是

A. 半夏泻心汤

B. 麻杏甘石汤

C. 贝母瓜蒌散

D. 清气化痰丸

E. 小陷胸汤

68. 枳实导滞丸的君药是

A. 枳实

B. 黄连

C. 黄芩

D. 大黄

E. 神曲

69. 乌梅丸的主治病证是

A. 痰厥

B. 蛔厥

C. 气厥

D. 血厥

E. 晕厥

70. 四逆汤主治证的病位是

A. 心、肾

B. 肝、肾

C. 脾、肺

D. 心、肝

E. 脾、胃

二、B 型题 (标准配伍题)

答题说明

以下提供若干组考题, 每组考题共用在考题前列出的 A、B、C、D、E 五个备选答案。请从中选择一个与问题关系最密切的答案。某个备选答案可能被选择一次、多次或不被选择。

(71 ~ 72 题共用备选答案)

A. 五行相生

B. 五行相克

C. 五行相乘

D. 五行相侮

E. 五行制化

71. "反克" 指的是

72. "生中有克, 克中有生" 指的是

(73 ~ 74 题共用备选答案)

A. 心与肺

B. 心与脾

C. 心与肾

D. 肝与脾

E. 肝与肾

73. "水火既济" 指的两脏是

74. "乙癸同源" 指的两脏是

(75~76 题共用备选答案)

A. 塞因塞用

B. 通因通用

C. 寒者热之

D. 热者寒之

E. 标本兼治

75. 妇女因血虚而致月经闭止,应采用的治则是

76. 湿热痢疾初期,出现腹痛,便脓血,里急后重应采用的治则是

(77~78 题共用备选答案)

A. 回忆偏倚

B. 失访偏倚

C. 入院率偏倚

D. 检出证候偏倚

E. 现患病例－新病例偏倚

77. 进行一次生活习惯与大肠癌关系的病例对照研究,最常见的偏倚是

78. 开展以医院为基础的病例对照研究,最常见的偏倚是

(79~80 题共用备选答案)

A. 现患调查

B. 病例对照研究

C. 观察某种药物治疗的疗效

D. 将调查数据建立流行病学数学模型

E. 基础实验室检查

79. 属于理论流行病学研究方法的是

80. 属于描述流行病学研究方法的是

(81~82 题共用备选答案)

A. 贝壳、甲壳、化石及多种矿物药

B. 芳香类药物

C. 某些粉末状及细小的植物种子

D. 较贵重的药物

E. 胶质的药物

81. 入汤剂宜先煎的药物是

82. 入汤剂宜布包煎的药物是

(83~84 题共用备选答案)

A. 疏散风热,清利头目,利咽透疹,疏肝解郁

B. 疏散风热,息风止痉

C. 疏散风热,清热解毒,平肝明目

D. 疏散风热,升阳透疹

E. 疏散风热,清热解毒

83. 菊花具有的功效是

84. 薄荷具有的功效是

(85~86 题共用备选答案)

A. 甘遂

B. 芫花

C. 巴豆

D. 牵牛子

E. 番泻叶

85. 具有泻水逐饮、消肿散结功效的药物是

86. 具有泻水逐饮、祛痰止咳功效的药物是

(87~88 题共用备选答案)

A. 木通

B. 石韦

C. 金钱草

D. 萆薢

E. 茵陈

87. 善于治疗砂淋、石淋的药物是

88. 善于治疗血淋的药物是

(89~90 题共用备选答案)

A. 温肺化痰,利气,散结消肿

B. 化痰止咳,和胃降逆

C. 消痰行水,降气止呕

D. 降气祛痰,宣散风热

E. 祛风痰,止痉,止痛,解毒散结

89. 白芥子具有的功效是

90. 白附子具有的功效是

(91~92 题共用备选答案)

A. 麻黄、桂枝

B.麻黄、细辛

C.桂枝、细辛

D.干姜、细辛

E.干姜、半夏

91.小青龙汤中主要发挥发汗解表作用的药物是

92.小青龙汤中主要发挥温肺化饮作用的药物是

(93~94题共用备选答案)

A.心经火热

B.肝胆实火

C.肝火犯胃

D.肺热喘咳

E.胃热阴虚

93.泻白散的主治病证是

94.导赤散的主治病证是

(95~96题共用备选答案)

A.理中丸

B.四神丸

C.四君子汤

D.补中益气汤

E.真人养脏汤

95.治疗脾肾虚寒之久泻久痢宜选用

96.脾肾阳虚之五更泄泻宜选用

(97~98题共用备选答案)

A.水湿内盛,膀胱气化不利

B.下焦虚寒,湿浊不化

C.中阳不足,痰饮不化

D.寒湿下侵,聚肾为著

E.脾肾阳虚,水气泛溢

97.苓桂术甘汤主治证候的病机特点是

98.真武汤主治证候的病机特点是

(99~100题共用备选答案)

A.湿痰证

B.热痰证

C.燥痰证

D.风痰证

E.寒痰证

99.二陈汤的主治证是

100.贝母瓜蒌散的主治证是

一、A 型题（单句型最佳选择题）

1. 患者自觉口中有咸味者,属
   A. 脾胃虚弱
   B. 寒湿困脾
   C. 心火上炎
   D. 寒水上泛
   E. 胃阴不足

2. 以下哪项不属排尿感异常的表现
   A. 小便短赤
   B. 尿道涩痛
   C. 余溺不尽
   D. 小便失禁
   E. 遗尿

3. 患者自觉口有涩味,如食生柿子状,其病因是
   A. 饮食停滞
   B. 脾胃湿热
   C. 肝胆火热
   D. 脾胃虚弱
   E. 燥热伤津

4. 望色十法中面色深浓者主
   A. 阳证
   B. 阴证
   C. 实证
   D. 虚证
   E. 表证

5. 精神不振,两目乏神,面色少华,乏力懒言,属
   A. 少神
   B. 得神
   C. 失神
   D. 假神
   E. 神乱

6. 在五轮学说中,黑珠属
   A. 心
   B. 肝
   C. 脾
   D. 肺
   E. 肾

7. 舌苔骤然消退,舌上无新生舌苔者,属
   A. 邪气渐盛
   B. 表邪入胃
   C. 胃气暴绝
   D. 正气胜邪
   E. 内邪消散

8. 舌红而起芒刺者,属
   A. 血热内盛
   B. 阴虚火旺
   C. 气分热盛
   D. 热入营血
   E. 气血壅滞

9. 因阳热有余,蒸腾胃中腐浊之气上泛可见
   A. 腻苔
   B. 腐苔
   C. 厚苔
   D. 滑苔
   E. 糙苔

10. 咳声如犬吠,伴有声音嘶哑,呼吸困难,多见于
    A. 顿咳
    B. 白喉
    C. 肺气虚损

D. 痰湿阻肺

E. 阴虚肺燥

11. 哮与喘临床表现的区别是哮者
    A. 呼吸困难
    B. 张口抬肩
    C. 鼻翼扇动
    D. 难以平卧
    E. 喉有哮鸣音

12. 嗳气频作而响亮,发作因情志变化而增减,其病因是
    A. 肝气犯胃
    B. 宿食内停
    C. 脾胃虚寒
    D. 饮停胃肠
    E. 热邪犯胃

13. 具有数而时一止,止无定数的特征的脉象是
    A. 促脉
    B. 结脉
    C. 代脉
    D. 短脉
    E. 动脉

14. 主亡血、失精、半产漏下等病的脉象是
    A. 革脉
    B. 芤脉
    C. 散脉
    D. 弱脉
    E. 微脉

15. 濡脉与弱脉的主要区别是
    A. 脉位浮与沉
    B. 脉率快与慢
    C. 脉形粗与细
    D. 力度强与弱
    E. 脉律是否齐整

16. 四肢厥冷,神昏,面紫暗,脉沉迟,身热,胸腹灼热,口鼻气灼,口臭息粗,口渴引饮,小便短黄,舌红苔黄而干,脉有力,此为
    A. 真寒假热
    B. 真热假寒
    C. 表里虚热
    D. 表里虚寒
    E. 表寒里热

17. 下列哪项不属热证临床表现
    A. 恶热喜凉
    B. 渴喜冷饮
    C. 面色红
    D. 小便短赤
    E. 大便稀溏

18. 咳嗽气喘,胸肋部牵引疼痛,属
    A. 饮停胸胁
    B. 饮停于肺
    C. 饮停于胃
    D. 水气凌心
    E. 饮停心包

19. 阳虚证与气虚证的临床表现主要区别是
    A. 有无少气懒言
    B. 小便是否清长
    C. 有无神疲乏力
    D. 寒象是否明显
    E. 舌质是否淡嫩

20. 临床表现为口燥咽干,唇燥而裂,皮肤干枯无泽,小便短少,大便干结,舌红少津,脉细数,辨证是
    A. 血虚证
    B. 温燥证
    C. 阴虚证
    D. 津液不足证
    E. 阳虚证

21. 头晕头痛,经久不愈,痛如锥刺,痛处固定,健忘失眠,舌有斑点,脉细涩,属
    A. 肝火炽盛证
    B. 肝阳上亢证
    C. 瘀阻脑络证
    D. 痰蒙心神证
    E. 肝阳化风证

22. 以下哪项不是胃热炽盛证的临床表现
    A. 呕吐酸馊
    B. 胃脘灼痛
    C. 渴喜冷饮
    D. 消谷善饥
    E. 大便秘结

23. 以心悸,动则尤甚,咳喘,吐痰清稀,神疲乏力,舌淡脉弱为主要表现的证候是
    A. 心肺气虚证
    B. 心脾气血虚证
    C. 脾肺气虚证
    D. 肺肾气虚证
    E. 肺肾阴虚证

24. 发热,微恶风寒,少汗,头痛,口微渴,舌边尖红,苔薄黄,脉浮数,证属
    A. 卫分证
    B. 气分证
    C. 营分证
    D. 血分证
    E. 下焦病证

25. 心悸,头晕眼花,失眠多梦,健忘,面色淡白,舌淡脉细,属
    A. 心阴虚证
    B. 心血虚证
    C. 心气虚证
    D. 肝血虚证
    E. 心肝血虚证

26. 下列意识障碍病因中,哪项属脑血管病
    A. 脑栓塞
    B. 脑脓肿
    C. 脑肿瘤
    D. 外伤性颅内血肿
    E. 癫痫

27. 下列哪项是感染性发热的病因
    A. 脑外伤
    B. 风湿热
    C. 甲状腺功能亢进症
    D. 支原体肺炎
    E. 烧伤

28. 库斯莫尔(Kussmaul)呼吸常见的病因是
    A. 自发性气胸
    B. 气道异物
    C. 一氧化碳中毒
    D. 胸腔积液
    E. 尿毒症

29. 呕吐大量隔宿食物多见于
    A. 急性糜烂性胃炎
    B. 慢性胃炎
    C. 消化性溃疡
    D. 急性肝炎
    E. 幽门梗阻

30. 既往史不包括
    A. 以往健康状况
    B. 以往所患疾病
    C. 外伤史
    D. 预防接种史
    E. 烟酒嗜好

31. 全身淋巴结肿大多见于
    A. 急性化脓性扁桃体炎
    B. 丹毒
    C. 伤寒

D. 再生障碍性贫血

E. 传染性单核细胞增多症

32. 患者因病不能自行调节体位,属于
    A. 自动体位
    B. 被动体位
    C. 强迫侧卧位
    D. 辗转体位
    E. 角弓反张位

33. 震颤麻痹患者的步态是
    A. 剪刀步态
    B. 醉酒步态
    C. 慌张步态
    D. 蹒跚步态
    E. 共济失调步态

34. 长期服用肾上腺糖皮质激素会出现的面容是
    A. 肢端肥大面容
    B. 满月面容
    C. 面具面容
    D. 无欲貌
    E. 黏液水肿面容

35. 判断脂肪的充实程度,最合适的部位是
    A. 前臂屈侧
    B. 上腹部
    C. 手背
    D. 前臂背侧
    E. 小腿

36. 肋脊点和肋腰点压痛可见于
    A. 膀胱炎
    B. 急性肾盂肾炎
    C. 尿道炎
    D. 输尿管结石
    E. 输卵管炎

37. 关于扁桃体肿大的叙述,正确的是
    A. 扁桃体超过咽腭弓为Ⅰ度肿大
    B. 扁桃体达到中线为Ⅱ度肿大
    C. 扁桃体超过咽腭弓而未达到中线是Ⅲ度肿大
    D. 扁桃体肿大共分Ⅳ度
    E. 扁桃体达到或超过咽后壁中线为Ⅲ度肿大

38. 腰椎间盘脱出所致坐骨神经痛,下列哪种检查呈阳性表现
    A. 克匿格征
    B. 戈登征
    C. 查多克征
    D. 拉塞克征
    E. 霍夫曼征

39. 手足搐搦多见于下列哪种情况
    A. 老年动脉硬化
    B. 小脑疾患
    C. 肝性脑病
    D. 低钙血症和碱中毒
    E. 儿童的脑风湿病

40. 下列除哪项外均可见心尖搏动增强
    A. 发热
    B. 甲亢
    C. 左心室肥大
    D. 贫血
    E. 肺气肿

41. 腹部触诊呈揉面感见于
    A. 结核性腹膜炎
    B. 胃溃疡穿孔
    C. 肠梗阻穿孔
    D. 急性胆囊炎
    E. 急性腹膜炎

42. 患者双上肢肌力5级,双下肢肌力3级,双

侧膝腱反射活跃,双侧巴宾斯基征(+),其病变部位最可能是

A. 大脑皮质

B. 锥体外系

C. 胸髓

D. 颈髓

E. 腰髓

43. "春夏养阳,秋冬养阴"的四时顺养原则理论源于

A.《黄帝内经》

B.《神农本草经》

C.《礼记·内则》

D.《道德经》

E.《伤寒论》

44. 五行递相克制的顺序是

A. 木、土、水、火、金

B. 金、木、水、火、土

C. 木、火、土、金、水

D. 金、木、火、水、土

E. 土、木、金、火

45. 患有肝脏疾病的患者,在饮食调养方面,尤其应该

A. 忌食脂肪

B. 忌食咸食

C. 戒酒

D. 忌食甜食

E. 戒烟

46. 骨质疏松患者发生骨折的最常见部位是

A. 椎体

B. 肱骨

C. 股骨

D. 髋骨

E. 前臂

47. 有关单侧忽略不正确的叙述是

A. 患者对大脑病损对侧的一半视野内的物体的位置关系不能辨认

B. 患者可能忽略其左侧的身体和在左侧环境中的物体

C. 可能忽视右侧的身体和右侧环境中的物体,即使视野完整也是如此

D. 患者不会有意识地以头部转动带动眼睛来加以补偿

E. 在固定视线时,不能看到单侧视野

48. 在选择大腿假肢接受腔形式时,优先考虑的应是

A. 残端全接触,不承重的吸着式接受腔

B. 残端全接触,最大面积承重的吸着式接受腔

C. 松懈的残肢包容

D. 残端不触底的吸着式接受腔

E. 残端全接触,最小面积承重的吸着式接受腔

49. 支气管肺炎经治疗热退后的咳嗽咳痰,下列哪项物理治疗较适宜

A. 短波治疗

B. 微波治疗

C. 超短波治疗

D. 直流电抗生素导入

E. 紫外线照射

50. 传染病的潜伏期是指

A. 自病原体侵入机体至典型症状出现

B. 自病原体侵入机体至排出体外

C. 自病原体侵入机体至临床症状开始出现

D. 自接触传染源至患者开始出现症状

E. 自接触传染源至典型症状出现

51. 属于甲类法定管理传染病种的是

A. 鼠疫、炭疽

B. 鼠疫、结核

C. 鼠疫、霍乱

D. 鼠疫、AIDS

E. 鼠疫、SARS

52. 传染病的基本特征是

    A. 有传染性、季节性、免疫性和病原体

    B. 有传染性、流行性、季节性和病原体

    C. 有传染性、病原体、免疫性和流行性

    D. 有传染性、流行性、地方性和免疫性

    E. 有传染性、免疫性、地方性和病原体

53. 中医治疗流脑气阴两虚证的方剂是

    A. 人参白虎汤

    B. 清瘟败毒饮

    C. 参附汤

    D. 白虎汤

    E. 青蒿鳖甲汤

54. 细菌性痢疾的主要病变部位是

    A. 回肠末端

    B. 乙状结肠与直肠

    C. 升结肠

    D. 降结肠

    E. 空肠

55. 下列感染不属医院感染的是

    A. 无明显潜伏期，在入院48小时后发生的感染

    B. 本次感染直接与上次住院有关

    C. 有明确潜伏期，自入院时算起没有超过其平均潜伏期的感染

    D. 新生儿经产道时获得的感染

    E. 肿瘤患者住院化疗期间出现带状疱疹

56. 在人格特征中，具有核心作用的成分是

    A. 能力

    B. 气质

    C. 性格

    D. 认知方式

    E. 动机

57. 在发病、发展、转归和防治等方面都与心理社会因素密切相关的躯体疾病称为

    A. 心身疾病

    B. 社会疾病

    C. 心理疾病

    D. 生理疾病

    E. 综合疾病

58. 对于酒瘾或药瘾都适宜使用的治疗手段是

    A. 精神分析法

    B. 药物替代疗法

    C. 暗示疗法

    D. 认知行为疗法

    E. 催眠疗法

59. 不影响患者遵从医嘱行为的因素是

    A. 患者的经济状况

    B. 患者的人口统计学特点

    C. 医患关系

    D. 疾病严重程度

    E. 治疗计划特点

60. 被后人称为"医圣"的是

    A. 陈实功

    B. 龚廷贤

    C. 张仲景

    D. 扁鹊

    E. 华佗

61. 医学伦理学具体原则不包括的是

    A. 公正原则

    B. 自主原则

    C. 不伤害原则

    D. 生命价值原则

    E. 尊重原则

62. 人体实验道德原则不包括的是

    A. 不告知原则

    B. 医学目的原则

C. 维护受试者利益原则

D. 知情同意原则

E. 科学性原则

63. 下列不属医学道德评价方式的是

A. 社会舆论

B. 内心信念

C. 法律条文

D. 传统习惯

E. 自我评价

64. 医学人道主义内容非常广泛,但其核心内容是

A. 尊重同情

B. 尊重意志

C. 尊重意见

D. 尊重患者

E. 尊重义务

65. 对违反卫生法律法规施行行政处罚的机关是

A. 各级行政监察机关

B. 各级党的纪律检查部门

C. 各级人民法院

D. 各级人民检察院

E. 各级卫生行政主管部门

66. 每张处方常用量一般

A. 不得超过七日

B. 不得超过五日

C. 不得超过三日

D. 应为二日

E. 应为三日

67. 导致发生医疗事故的直接原因是行为主体

A. 技术上缺乏经验

B. 违反医疗卫生管理法律、法规

C. 在现有科技条件下无法预料

D. 临床诊疗中患者病情异常

E. 无法预料或防范

68. 超过有效期的药品

A. 按假药论处

B. 按劣药论处

C. 也是可使用药品

D. 不能使用该药品

E. 是不合格药品

69.《中华人民共和国中医药条例》是我国政府制定颁布的第一部专门的中医药

A. 法律

B. 行政法规

C. 部门规章

D. 行政规章

E. 卫生行政规章

70. 医疗机构从业人员违反本规范的,视情节轻重给予处罚,其中不正确的是

A. 批评教育、通报批评、取消当年评优评职资格

B. 卫生行政部门依法给予警告、暂停执业或吊销执业证书

C. 纪检监察部门按照党纪政纪案件的调查处理程序办理

D. 缓聘、解职待聘、解聘

E. 涉嫌犯罪的,移送司法机关依法处理

二、B 型题（标准配伍题）

答题说明

以下提供若干组考题,每组考题共用在考题前列出的 A、B、C、D、E 五个备选答案。请从中选择一个与问题关系最密切的答案。某个备选答案可能被选择一次、多次或不被选择。

(71～72 题共用备选答案)

A. 前额连眉棱骨痛

B. 侧头部痛

C. 后头部连项痛

D. 颠顶部痛

E. 头痛连齿

71. 厥阴经头痛的特点是

72. 阳明经头痛的特点是

(73~74 题共用备选答案)

A. 风痰阻络

B. 热极生风

C. 阳明热盛

D. 胃阴损伤

E. 肾阴枯涸

73. 牙齿燥如枯骨者,属

74. 牙齿光燥如石者,属

(75~76 题共用备选答案)

A. 血虚不润

B. 脾虚湿浸

C. 先天舌裂

D. 热盛伤津

E. 寒湿壅盛

75. 舌淡白而有裂纹者,属

76. 舌红绛而有裂纹者,属

(77~78 题共用备选答案)

A. 釜沸脉

B. 虾游脉

C. 弹石脉

D. 解索脉

E. 雀啄脉

77. 在真脏脉中,主三阳热极,阴液枯竭之候的脉象是

78. 在真脏脉中,主三阴寒极,亡阳于外,虚阳浮越之候的脉象是

(79~80 题共用备选答案)

A. 热证转寒

B. 寒证化热

C. 由里出表

D. 由实转虚

E. 由虚致实

79. 患者脾肾阳虚,不能温运气化水液,以致水湿泛滥,形成了水肿,此为

80. 本为咳嗽吐痰,息粗而喘,苔腻脉滑,久之气短而喘,声低懒言,舌淡脉弱,此为

(81~82 题共用备选答案)

A. 肝火犯肺证

B. 肝肾阴虚证

C. 心肝血虚证

D. 心肾不交证

E. 肺肾阴虚证

81. 以腰酸胁痛,眩晕耳鸣,遗精,低热颧红为主要表现的证候是

82. 以干咳少痰,腰酸,遗精,潮热盗汗为主要表现的证候是

(83~84 题共用备选答案)

A. 白血病

B. 传染性单核细胞增多症

C. 急性胆囊炎

D. 麻疹

E. 流行性感冒

83. 发热伴寒战常见于

84. 发热伴结膜充血常见于

(85~86 题共用备选答案)

A. 第一心音分裂

B. 第二心音分裂

C. 第一心音减弱

D. 第二心音减弱

E. 舒张期奔马律

85. 肺动脉高压时可出现

86. 左心室功能低下时可出现

(87~88 题共用备选答案)

A. 脊柱后凸

B. 脊柱前凸

C. 脊柱生理性弯曲

D. 姿势性侧凸

E. 器质性侧凸

87. 正常人的脊柱立位时从侧面观可见

88. 儿童发育期坐姿经常不端正可致

(89～90题共用备选答案)

A. 红细胞管型

B. 颗粒管型

C. 透明管型

D. 脂肪管型

E. 蜡样管型

89. 慢性肾炎患者最常见的管型是

90. 发热患者尿中最常见的管型是

(91～92题共用备选答案)

A. 中脘、气海、足三里

B. 太冲、血海、膈俞

C. 脾俞、阴陵泉、足三里

D. 昆仑、公孙、丰隆

E. 太冲、太溪、照海

91. 气虚型腰腿痛,最适合的穴位组合是

92. 肝肾阴虚型腰腿痛,最适合的穴位组合是

(93～94题共用备选答案)

A. 家畜

B. 患者

C. 蚊虫

D. 毛蚶

E. 鼠类

93. 流行性出血热的主要传染源是

94. 霍乱的传染源是

(95～96题共用备选答案)

A. 入睡困难

B. 易醒

C. 多梦

D. 睡眠困难

E. 早醒型

95. 何种睡眠障碍临床上多见于具有紧张个性特征的人或神经衰弱的患者

96. 何种睡眠障碍临床上多见于抑郁症患者

(97～98题共用备选答案)

A. 自主选择医院、医护人员

B. 无条件接受人体实验

C. 对患者义务和对社会义务的统一

D. 具有独立作出诊断和治疗的权利以及特殊干涉权

E. 保持和恢复健康,积极配合医疗,支持医学科学研究

97. 患者的义务是

98. 医生的权利是

(99～100题共用备选答案)

A. 新药

B. 处方药

C. 非处方药

D. 劣药

E. 假药

99. 必须凭医师处方销售、调剂和使用的药品是

100. 由消费者自行判断、购买和使用的药品是

一、A 型题（单句型最佳选择题）

答题说明

以下每一道考题下面有 A、B、C、D、E 五个备选答案。请从中选择一个最佳答案。

---

1. 中医最早的病因病理专著是
   A.《伤寒杂病论》
   B.《肘后方》
   C.《三因极一病证方论》
   D.《诸病源候论》
   E.《景岳全书》

2. 喜燥恶湿的脏器是
   A. 心
   B. 肝
   C. 脾
   D. 肺
   E. 肾

3. 哮证发作的病理关键是
   A. 宿痰内伏于肺
   B. 外邪侵袭,触动伏痰
   C. 痰气相击,气道被阻
   D. 邪袭于肺,肺气不利
   E. 肺脏虚弱,气失所主

4. 肺痿的临床主症是
   A. 咳吐浊唾涎沫
   B. 痰多清稀色白
   C. 痰黄黏稠
   D. 痰黏结块
   E. 泡沫痰

5. 痫病,卒倒啼叫,面赤身热,口流血沫,平素或发作后便秘,口臭,苔黄,病性属
   A. 风
   B. 痰
   C. 热
   D. 瘀
   E. 燥

6. 关于惊悸和怔忡叙述不正确的是
   A. 怔忡每由内因引起,惊悸常由外因而成
   B. 惊悸日久可发展为怔忡
   C. 怔忡常自觉心中惕惕,病来虽渐,但全身情况较差
   D. 怔忡患者,又易受外惊所扰,使动悸加重
   E. 惊悸以虚证为多,发则悸动不能自控

7. 狂病早期为痰火上扰,久则易致
   A. 心脾两虚
   B. 肝肾阴虚
   C. 脾肺气虚
   D. 肝阳上亢
   E. 火盛阴伤

8. 关于"噎膈"叙述不正确的是
   A. 噎指噎塞
   B. "膈"首见于《内经》
   C.《内经》称为"噎膈"
   D. 唐宋以后"噎""膈"并称
   E. 巢元方分为"五噎""五膈"

9. 治疗肝胃郁热胃痛的主方是
   A. 保和丸
   B. 柴胡疏肝散
   C. 化肝煎
   D. 一贯煎
   E. 丹参饮

10. 下列除哪项外均为急黄的主症
    A. 突然高热
    B. 神昏谵语
    C. 黄疸迅速加深
    D. 舌质淡,苔白腻
    E. 衄血,大便黑,小便短赤

11. 治疗疟疾,最佳服药时间为
  A. 疟疾正发之时
  B. 疟疾发作前两个小时
  C. 疟疾发作后两个小时
  D. 疟疾发作前八个小时
  E. 每日早、中、晚各服一次

12. 寒甚热微,或但寒不热,或呕吐腹泻,甚则嗜睡不语,神志昏蒙,苔厚腻色白,脉弦,宜选用
  A. 加味不换金正气散
  B. 何人饮
  C. 清瘴汤
  D. 截疟七宝饮
  E. 柴胡截疟饮

13. 脾虚湿滞所致的阴黄,宜选用
  A. 归脾汤
  B. 参苓白术散
  C. 补中益气汤
  D. 六君子汤
  E. 黄芪建中汤

14. 按照水肿的致病因素及体质的差异,其病理性质可分为
  A. 皮水和涌水
  B. 风水和石水
  C. 阴水和阳水
  D. 正水和黄汗
  E. 水气和痰饮

15. 少寐多梦,梦则遗精,阳事易举,心中烦热,头晕目眩,口苦胁痛,小便短赤,舌红,苔薄黄,脉弦数,宜选方
  A. 金锁固精丸
  B. 妙香散
  C. 黄连清心饮和三才封髓丹
  D. 知柏地黄丸
  E. 龙胆泻肝汤

16. 素体阴虚,肝经郁热或肝郁化热伤阴,方剂可选用
  A. 龙胆泻肝汤
  B. 丹栀逍遥散
  C. 滋水清肝饮
  D. 知柏地黄丸
  E. 杞菊地黄丸

17. 溢饮的病变部位在
  A. 胁下
  B. 肌表
  C. 胸膈
  D. 胃
  E. 大肠

18. 下列方剂中,哪项是治疗风寒湿痹的通用方剂
  A. 三痹汤
  B. 防风汤
  C. 蠲痹汤
  D. 白虎加桂枝汤
  E. 大秦艽汤

19. 小气道的概念是
  A. 内径 <2μm
  B. 内径 <1mm
  C. 外径 <2mm
  D. 内径 <2mm
  E. 外径 <2μm

20. 除有效抗生素治疗外,肺脓肿治疗的另一项关键措施为
  A. 输血
  B. 卧床休息
  C. 痰液引流
  D. 手术治疗
  E. 补充营养

21. 慢性胃炎 HP 阳性推崇的治疗是

A. 铋剂 + 两种抗生素

B. 铋剂 + 西沙必利

C. 铋剂 + 硫糖铝

D. 铋剂 + 稀盐酸

E. 铋剂 + 胃蛋白酶 + 西沙必利

22. 胃和空肠吻合手术后吻合口溃疡最多见的部位是

A. 吻合口部位

B. 吻合口边缘空肠侧

C. 吻合口边缘胃侧

D. 吻合口对侧空肠壁

E. 胃与空肠联合溃疡

23. 高血压患者,伴变异型心绞痛,最佳降压药为

A. 利尿剂

B. β 受体阻滞剂

C. α_1 受体阻滞剂

D. ACEI

E. 钙离子拮抗剂

24. 急性广泛前壁心肌梗死患者,发病 5 小时入院,首选以下哪项治疗

A. 静脉注射硝酸甘油

B. 静脉滴注低分子右旋糖酐

C. 静脉注射西地兰

D. 尿激酶溶酸治疗

E. 静脉注射复方丹参注射液

25. 短暂性脑缺血发作,出现相应的症状及体征完全恢复的时间应在

A. 24 小时内

B. 28 小时内

C. 36 小时内

D. 48 小时内

E. 72 小时内

26. 胰岛素抵抗是指

A. 机体对胰岛素超常反应

B. 机体对胰岛素超常敏感

C. 机体对胰岛素的生理效应增高

D. 机体对胰岛素的生理效应降低

E. 机体对胰岛素的需要量减少

27. 肾盂肾炎血行感染最先侵犯的部分是

A. 肾盂

B. 近端肾小管

C. 远端肾小管

D. 肾皮质

E. 肾乳头

28. 急性肾炎的主要临床表现是

A. 水肿、蛋白尿、高血压、高脂血症

B. 高血压、血尿、蛋白尿、低蛋白血症

C. 水肿、血尿、蛋白尿、高血压

D. 少尿、水肿、蛋白尿、高脂血症

E. 少尿、水肿、血尿、低蛋白血症

29. 慢性肾小球肾炎治疗的主要目的是

A. 消除管型

B. 消除蛋白尿

C. 消除血尿

D. 延缓肾功能减退

E. 控制高血压

30. 原发性支气管肺癌早期最常见的表现是

A. 刺激性咳嗽

B. 顽固性胸痛

C. 声音嘶哑

D. 锁骨上淋巴结肿大

E. 霍纳(Horner)综合征

31. 肝癌血行肝外转移最多见于

A. 肾

B. 胰

C. 脑

D. 肺

E. 胃

32. 不符合早期食管癌的描述是
    A. 癌的直径小于 2.0cm
    B. 浸润深度不超过黏膜下层
    C. 钡餐检查可有轻度局限性僵硬
    D. 无明显临床症状
    E. 无淋巴结转移

33. 治疗大肠癌湿热郁毒证的代表方是
    A. 槐角丸
    B. 膈下逐瘀汤
    C. 大补元煎
    D. 知柏地黄丸
    E. 葛根芩连汤

34. 食管癌病理分型,哪项是错误的
    A. 缩窄型
    B. 蕈伞型
    C. 梗阻型
    D. 髓质型
    E. 溃疡型

35. 膀胱癌的恶性程度取决于
    A. 浸润膀胱癌的深度及组织学等级
    B. 肿瘤的大小和数目
    C. 治疗方法
    D. 血尿的程度
    E. 患者年龄

36. 有关酒精中毒治疗,不恰当的是
    A. 维持气道通畅,供氧充足
    B. 5% 葡萄糖盐水溶液静点
    C. 纳洛酮保护大脑功能
    D. 烦躁不安者,肌注氯丙嗪
    E. 血液透析

37. 血清钾增高对心脏的主要影响是
    A. 心肌兴奋性增强

B. 心肌于收缩期停搏
C. 心肌应激性下降
D. 冠状血管扩张
E. 心脏增大

38. 臁疮的病因病机是
    A. 久病气血亏虚,不能营养肌肤
    B. 气血失和,静脉阻滞,气血凝结
    C. 湿热下注,瘀血凝滞经络
    D. 气血失和,风寒痰浊凝聚
    E. 寒湿凝聚经络,闭塞不通,气血运行不畅

39. 蝼蛄疖好发于
    A. 儿童头部
    B. 儿童项后
    C. 儿童背部
    D. 儿童臀部
    E. 产妇头部

40. 以下哪一项是目前对手术器械、物品、敷料消毒灭菌中最常用的方法
    A. 高压蒸汽法
    B. 煮沸法
    C. 火烧法
    D. 药液浸泡法
    E. 甲醛熏蒸法

41. 以下哪一项不是褥疮的好发部位
    A. 骶尾部
    B. 髋部
    C. 足跟部
    D. 肘部
    E. 脊背部

42. 下列各项,不属于系统性红蝴蝶疮临床表现的是
    A. 80% 患者出现对称性皮损
    B. 患部对日光不敏感,春夏减轻
    C. 发生在指甲周围皮肤及甲下者,可有出

血性紫红色斑片

    D. 严重者,可有全身泛发性多形性红斑

    E. 手部遇冷可出现雷诺现象

43. 关于子宫的解剖下列哪项是错误的

    A. 为一空腔器官,腔内覆以浆膜

    B. 位于直肠之前、膀胱之后

    C. 宫腔呈上宽下窄之三角形

    D. 上端隆起部分为子宫底

    E. 宫体与宫颈的比例为 2:1

44. 下列哪项与带下病的产生无密切关系

    A. 感染湿毒

    B. 脾虚湿注

    C. 肝经湿热

    D. 肺肾阴虚

    E. 肾气亏虚

45. 白带量多,外阴奇痒,阴道内见凝乳样白带,其诊断应为

    A. 滴虫性阴道炎

    B. 淋菌感染

    C. 霉菌性阴道炎

    D. 老年性阴道炎

    E. 非特异性阴道炎

46. 治疗实热型崩漏的最佳方剂是

    A. 保阴煎

    B. 清热固经汤

    C. 固本止崩汤

    D. 归脾汤

    E. 两地汤

47. 带下量多,色黄,质黏腻,有臭气,胸闷口腻,治疗首选方剂是

    A. 完带汤

    B. 五味消毒饮

    C. 止带方

    D. 内补丸

    E. 知柏地黄丸

48. 关于宫颈刮片检查错误的是

    A. 取标本前 24 小时内患者要避免性生活

    B. 在宫颈鳞柱上皮交界处取材

    C. 在宫颈部轻轻刮取 1 周

    D. 涂后的玻片放到 75% 乙醇中

    E. 涂后的玻片需固定 10 分钟以上

49. 女子终生不潮却能受孕者是

    A. 激经

    B. 避年

    C. 暗经

    D. 并月

    E. 居经

50. 问带下史时以下哪项最重要

    A. 期、量、色、质

    B. 量、色、质、味

    C. 期、量、色、味

    D. 伴随症状

    E. 以上均不是

51. 可通过中枢神经系统有升温作用的激素是

    A. 雄激素

    B. 孕激素

    C. 黄体生成素

    D. 雌激素

    E. 卵泡刺激素

52. 关于子宫内膜的周期性变化,下列说法中不正确的是

    A. 内膜在增生期早期才开始修复

    B. 分泌期晚期子宫内膜增厚达 10mm,呈海绵状

    C. 分泌期早期腺上皮细胞的核下开始出现含糖原的小泡、间质水肿,螺旋小动脉继续增生

    D. 增生期中期间质水肿明显,腺体增多,腺

上皮细胞增生活跃,呈柱状

E. 分泌期中期内膜呈锯齿状,分泌上皮细胞内糖原溢入腺体

53. 湿毒瘀结型经断复来主症,下列哪项是错误的

A. 低热起伏

B. 夹杂色带下,恶臭

C. 形体消瘦

D. 舌淡,苔黄脉沉细

E. 绝经后复见阴道出血

54. 妊娠期间出现腰酸、腹痛、小腹下坠者为

A. 滑胎

B. 漏胎

C. 胎漏

D. 胎动不安

E. 胞漏

55. 胎萎不长的主要机制是

A. 冲任亏损

B. 气血不足以荣养其胎

C. 过食寒凉生冷之品

D. 脾肾不足

E. 劳倦过度

56. 一般可于腹壁听到胎心音的最早时间是

A. 8 周后

B. 10 周后

C. 25 周后

D. 20 周后

E. 30 周后

57. 产后郁冒,属产后哪项之一

A. "三冲"

B. "三急"

C. "三病"

D. "三禁"

E. "三审"

58. 猩红热疹后阴伤的首选方剂是

A. 竹叶石膏汤

B. 沙参麦冬汤

C. 增液承气汤

D. 宣白承气汤

E. 透疹凉解汤

59. 平第 10 胸椎棘突下的腧穴是

A. 意舍

B. 胃仓

C. 魂门

D. 阳纲

E. 肓门

60. 足太阴脾经的起止穴分别是

A. 隐白、大包

B. 隐白、期门

C. 大敦、大包

D. 大包、隐白

E. 大都、大包

61. 治疗痰火型心悸的组穴首选

A. 心俞、巨阙、间使、神门

B. 尺泽、丰隆、肺俞、郄门

C. 膈俞、脾俞、足三里、神堂

D. 曲泽、少海、气海、血海

E. 厥阴俞、肝俞、肾俞、太溪

62. 治疗风热型感冒的首选组方是

A. 大椎、尺泽、外关、鱼际

B. 风池、足三里、中脘、合谷

C. 列缺、合谷、迎香、肺俞

D. 风池、列缺、合谷、迎香

E. 大椎、合谷、天柱、迎香

63. 落枕穴位于手背第二三掌骨间的

A. 指掌关节后 0.5 寸

B. 指掌关节后 1 寸

C. 指掌关节后 1.5 寸

D. 指掌关节后 2 寸

E. 指掌关节后 2.5 寸

C. X 线骨折线模糊

D. 大量骨痂形成

E. 能适当的负重活动

64. 角膜在组织学上分为 5 层,哪层损伤后修复迅速

    A. 前弹力层

    B. 后弹力层

    C. 实质层

    D. 内皮细胞层

    E. 上皮细胞层

65. 鼓膜穿刺抽液应从鼓膜的哪个部位刺入

    A. 鼓膜前上方

    B. 鼓膜后上方

    C. 鼓膜前下方

    D. 鼓膜上方

    E. 鼓膜松弛部

66. 不属于肩关节前脱位的特殊体征是

    A. 方肩畸形

    B. 搭肩试验阳性

    C. 直尺试验阳性

    D. 三角肌下空虚感

    E. 肩峰端高突

67. 临床愈合标准中哪一项是不正确的

    A. 局部无压痛

    B. 无纵轴叩击痛

68. 膝关节损伤三联症的损伤组织是指

    A. 内侧副韧带、前交叉韧带、内侧半月板损伤

    B. 内侧副韧带、前交叉韧带、外侧半月板损伤

    C. 内侧副韧带、后交叉韧带、内侧半月板损伤

    D. 内侧副韧带、后交叉韧带、外侧半月板损伤

    E. 内侧副韧带、前交叉韧带、滑膜损伤

69. 以下各项,哪一项不属于脱位的特有体征

    A. 关节畸形

    B. 功能障碍

    C. 关节腔盂空虚

    D. 弹性固定

    E. 可触摸到骨端关节面

70. 拾物试验主要用于检查

    A. 髋关节疾病

    B. 小儿脊柱疾病

    C. 膝关节疾病

    D. 上肢疾病

    E. 小儿先髋

二、B 型题（标准配伍题）

答题说明

以下提供若干组考题,每组考题共用在考题前列出的 A、B、C、D、E 五个备选答案。请从中选择一个与问题关系最密切的答案。某个备选答案可能被选择一次、多次或不被选择。

(71 ~ 72 题共用备选答案)

    A. 生铁落饮

    B. 癫狂梦醒汤

    C. 养心汤合越鞠丸

    D. 逍遥散合顺气导痰汤

    E. 二阴煎合琥珀养心丹

71. 狂病痰热瘀结证的代表方为

72. 狂病痰火扰神证的代表方为

(73～74题共用备选答案)

A. H受体拮抗剂

B. 黏膜保护剂

C. 质子泵抑制剂

D. 抗酸剂

E. 多巴胺受体拮抗剂

73. 奥美拉唑属于

74. 雷尼替丁属于

(75～76题共用备选答案)

A. 氢化可的松

B. 利多卡因

C. 人工心脏起搏

D. 非同步电复律

E. 冠状动脉旁路移植术

75. 急性心肌梗死伴短阵室性心动过速应使用

76. 急性心肌梗死突然出现心室颤动应使用

(77～78题共用备选答案)

A. 鳞癌

B. 黏液癌

C. 小细胞癌

D. 腺癌

E. 大细胞癌

77. 中央型肺癌的病理类型多见

78. 周围型肺癌的病理类型多见

(79～80题共用备选答案)

A. 赤游丹

B. 抱头火丹

C. 流火

D. 内发丹毒

E. 腿游风

79. 新生儿发于臀部的丹毒称

80. 生于下肢的丹毒称

(81～82题共用备选答案)

A. 玉露膏

B. 风油膏

C. 冲和膏

D. 生肌玉红膏

E. 生肌白玉膏

81. 阳证肿疡可用

82. 半阴半阳证可用

(83～84题共用备选答案)

A. 加味逍遥丸

B. 养精种玉汤

C. 开郁种玉汤

D. 启宫丸

E. 毓麟珠

83. 婚久不孕,月经初潮较迟,月经后期,量少,色淡,腰膝酸软,应首选

84. 婚久不孕,月经周期先后不定,经期腹痛,经量少,色黯有块,经前乳胀,应首选

(85～86题共用备选答案)

A. 肌注黄体酮

B. 口服维生素 K_3

C. 炔雌醇

D. 抗生素甲硝唑

E. 静注阿托品

85. 人流术后感染的处理

86. 药物避孕后出现闭经的处理

(87～88题共用备选答案)

A. 雌激素

B. 雄激素

C. 孕激素

D. 催乳素

E. 卵泡刺激素

87. 刺激成熟卵泡排卵,使其排卵后变成黄体

88. 是垂体前叶嗜酸性细胞分泌的一种纯蛋白质

(89～90题共用备选答案)

A. 自汗为主,头部、肩背部明显

B. 自汗为主,汗出遍身而不温

C.盗汗为主,手足心热

　D.自汗或盗汗,头部、四肢为多

　E.盗汗为主,遍身汗出

89.汗证肺卫不固的主症是

90.汗证营卫失调的主症是

(91~92题共用备选答案)

　A.温溜

　B.梁丘

　C.养老

　D.阳池

　E.阳交

91.三焦经的郄穴是

92.阳维脉的郄穴是

(93~94题共用备选答案)

　A.屈膝,大腿内侧,髌底内侧端上2寸

　B.屈膝,髂前上棘与髌骨外缘连线上,髌骨外上缘上2寸

　C.内踝尖与跟腱之间凹陷处

　D.外踝尖与跟腱之间凹陷处

　E.外踝尖上3寸,腓骨前缘

93.昆仑位于

94.悬钟位于

(95~96题共用备选答案)

　A.白睛红赤

　B.白睛微赤

　C.眼珠干燥

　D.胞生硬结

　E.睑内红紫

95.沙眼的并发症是

96.针眼可变生为

(97~98题共用备选答案)

　A.热熨疗法

　B.按摩疗法

　C.外用药物疗法

　D.导引疗法

　E.手术疗法

97.古人在伤处抚摸、按压以减轻症状,由此产生的疗法是

98.古人采用舞蹈祛邪解郁,舒展筋骨,由此产生的疗法是

(99~100题共用备选答案)

　A.肌腱弹跳声

　B.关节弹响声

　C.入臼声

　D.骨擦音

　E.摩擦声

99.屈指肌腱狭窄性腱鞘炎患者,在做伸屈手指检查时可听到

100.膝关节半月板损伤时,做膝关节屈伸旋转时可听到

一、A 型题（单句型最佳选择题）

1. 男性,35 岁。近二日来恶寒发热,咳嗽痰少而黏,胸痛,咳时尤甚,呼吸不利,苔薄黄,脉浮滑而数,应诊断为
   A. 燥热咳嗽
   B. 风热咳嗽
   C. 风热感冒
   D. 肺痿初期
   E. 肺痈初期

2. 患者,女性,38 岁,身热,汗少,肢体疫重,头昏重胀,心烦口黏,苔薄黄腻,脉濡数,治宜选用
   A. 荆防败毒散
   B. 藿香正气散
   C. 玉屏风散
   D. 新加香薷饮
   E. 参苏饮

3. 患者,女,34 岁,身热,微恶风,头胀痛,汗出不畅,鼻塞涕黄,咳嗽痰黏,咽喉肿痛,口渴喜饮,舌尖红,苔薄黄,脉浮数者,治法宜
   A. 辛温解表
   B. 辛凉解表
   C. 清暑祛湿
   D. 益气解表
   E. 滋阴解表

4. 一女性患者,23 岁,发热恶寒并见,肢节疫痛,头痛无汗,轻咳,咯白稀痰,渴喜热饮,时流清涕,苔白润,脉浮紧。治疗上选择的主方是
   A. 桂枝汤
   B. 羌活胜湿汤
   C. 参苏饮
   D. 荆防败毒散

E. 加减葳蕤汤

5. 某男,54 岁,曾诊为冠心病。胸闷,心前区阵发性隐痛。每遇阴天发作频繁。伴心烦口苦,睡眠差,头重肢沉,形体肥胖,舌偏红,苔黄腻,脉滑数,宜用
   A. 血府逐瘀汤
   B. 黄连温胆汤加郁金、丹参
   C. 龙胆泻肝汤加郁金、降香
   D. 瓜蒌薤白半夏汤和涤痰汤
   E. 枳实薤白桂枝汤和当归四逆汤

6. 某男,48 岁,记忆力明显减退伴头晕沉重,胸闷心悸,嗜卧,卧则入睡,鼾声如雷,形体肥胖,苔腻,脉滑。辨证为
   A. 痰热扰心
   B. 痰气郁结
   C. 痰热瘀结
   D. 痰浊扰心
   E. 肾精亏虚

7. 某女,26 岁,心悸不安常由小响声而引发,善惊易恐,伴失眠多梦易被恶梦惊醒。苔薄白、脉细数。辨证为
   A. 心血不足
   B. 阴虚火旺
   C. 心虚胆怯
   D. 心阳不振
   E. 气阴两虚

8. 某女,21 岁,某卫校实习生,在观看手术过程中突然昏倒,不省人事,面色苍白,全身冷汗,四肢发凉,平卧后,十余分钟苏醒。查体无异常,应首先考虑的病证为
   A. 癫痫

B. 中风脱证

C. 郁证

D. 眩晕

E. 厥证

9. 某男,60岁,诊为"贲门癌"。饮食难下,咽下后很快呕出,胸膈疼痛,形体消瘦,舌紫暗,脉细涩。应辨证为

A. 痰气交阻

B. 湿热阻胃

C. 瘀血内结

D. 瘀血停胃

E. 气虚阳微

10. 某男,18岁,突然腹泻、呕吐并作。吐出物为未消化食物;泻下物色黄如米泔水,治疗无效,半小时后出现面色苍白,眼窝下陷,四肢逆冷。首先考虑

A. 疫毒痢

B. 湿热痢

C. 寒湿内盛泄泻

D. 外邪犯胃呕吐

E. 霍乱

11. 患者,男,60岁,患痢疾月余未愈。泻下白冻,时或清稀,肛门坠胀,常久蹲于厕不起。腹部隐痛,喜温喜按,体瘦形寒,四肢不温,食少神疲,诊见舌淡苔白,脉沉弱。首选方剂为

A. 连理汤加减

B. 黄连阿胶汤加减

C. 不换金正气散加减

D. 桃花汤合真人养脏汤

E. 附子理中汤加减

12. 某男,51岁,平素嗜食辛辣。近因操劳过度,出现脘腹痞塞不舒,按之不痛,口燥咽干,大便秘结,舌红少苔,脉细数。应用何方

A. 益胃汤加大黄、芒硝

B. 益胃汤加火麻仁、玄参

C. 一贯煎合芍药甘草汤加减

D. 麦门冬汤加减

E. 半夏泻心汤加减

13. 患者,女,51岁,平素头晕头痛,耳鸣目眩,少寐多梦,突然发生口眼㖞斜,舌强语謇,半身不遂,舌质红,脉弦细数。治疗方剂宜选

A. 大秦艽汤

B. 镇肝熄风汤

C. 安宫牛黄丸

D. 至宝丹

E. 涤痰汤

14. 患者,女,50岁。症见积块坚硬,疼痛渐重,面色萎黄或黧黑,肌肉瘦削,饮食锐减,舌淡紫,无苔,脉弦细。其治法为

A. 理气活血,通络消积

B. 理气活血,软坚散结

C. 理气活血,祛瘀软坚

D. 大补气血,活血化瘀

E. 通滞去积,活血化瘀

15. 患者,男,患肝病多年,近一周出现腹大按之不坚,胁下胀满、时有疼痛,纳食欠佳,小便短少,嗳气不爽,食后作胀,舌苔白腻,脉弦。此属何病证

A. 水湿浸渍型水肿

B. 寒湿困脾型鼓胀

C. 气滞湿阻型鼓胀

D. 肝郁气滞型鼓胀

E. 肝气郁结型胁痛

16. 患者,男,47岁。因生气后卒然晕倒,苏醒后左半身麻木不仁,步履艰难,口眼㖞斜,流涎不止,言语謇涩,不能起床已月余,舌有瘀斑,苔白,脉沉而细,其治则是

A. 平肝潜阳,息风通络

B. 益气活血通络

C. 辛温开窍,豁痰息风

D. 辛凉开窍,清肝息风

E. 祛风通络,养血和营

17. 患者为中年女性,尿频、尿急、腰腹拘急疼痛三天,伴寒热往来,口苦呕恶,大便十日一行,小便黄,舌红苔黄腻有剥脱,少津液,脉细数濡。应选用

A. 知柏地黄丸加车前子

B. 八正散

C. 八正散合小柴胡汤

D. 八正散合小柴胡汤去大黄加生地

E. 石韦散合六味地黄丸加藕节、生地

18. 患者症见尿混浊反复发作 3 个月,尿如米泔水,伴尿道热涩疼痛、尿频、尿急、腰腹疼痛,舌红苔黄腻,脉濡数。应治以

A. 膏淋汤

B. 无比山药丸

C. 苍术难名丹

D. 程氏萆薢分清饮

E. 八正散

19. 患者男性,30 岁,一周前感冒后出现咳嗽、呼吸短促,咽干多饮,近三日自觉排尿不畅,点滴而出,苔薄黄舌红,脉数。最主要诊断应为

A. 淋证

B. 咳嗽

C. 消渴

D. 癃闭

E. 肺胀

20. 患者,男,56 岁,原有前列腺肥大(轻度)病史,夜尿偏多。1 个月前不慎被自行车撞伤,随后出现小便困难,虽经多次导尿,小便仍时艰时频。诊时见:尿线变细,时有中断,尿道涩痛,小腹胀痛,大便秘结,舌红,

边有紫斑,苔根微腻,脉细而涩。下列治法中最佳选项为

A. 清热利湿,通利小便

B. 清肺热,利水道

C. 行瘀散结,通利水道

D. 疏调气机,通利小便

E. 温阳益气,补肾利尿

21. 男性,60 岁,病久体虚,近两日来心悸,自汗,神倦嗜卧,心胸憋闷疼痛,形寒肢冷,面色苍白,舌淡,脉沉迟。治疗当

A. 温补肾阳

B. 养血安神

C. 滋阴补心

D. 益气温阳

E. 益气养心

22. 患者女性,45 岁,一年前患乙肝,经治疗后现头晕,目眩,胁痛,肢体麻木,筋脉拘急,月经不调,面色不华,舌质淡,脉细涩。此证当以何法治疗

A. 滋养肝阴

B. 滋养肝肾

C. 补血养肝

D. 补血养心

E. 滋补肾阴

23. 女,66 岁,慢性支气管炎并阻塞性肺气肿病史 20 余年。3 天前咳嗽、咳痰加重,血气分析结果如下:pH 7.23,氧分压 55mmHg,二氧化碳分压 74mmHg,碳酸氢根 16mmol/L,碱剩余 −6。考虑对酸碱平衡的诊断下列哪项正确

A. 代谢性酸中毒

B. 呼吸性酸中毒合并代谢性酸中毒

C. 代谢性碱中毒

D. 呼吸性酸中毒

E. 呼吸性酸中毒合并代谢性碱中毒

24. 一肺炎合并休克患者,治疗后血压96/66mmHg,脉搏6次/分,中心静脉压14cmH$_2$O,尿比重1.014,尿量15mL/h,尿钠40mmol/L,肺毛细血管楔压12mmHg,可能为
    A. 电解质紊乱
    B. 心衰
    C. 血容量不足
    D. 急性肾功能衰竭
    E. 休克基本纠正,无合并症

25. 男性,35岁,因间断上腹部不适一年,行胃镜检查诊断为"慢性活动性胃炎合并HP感染",医生建议其服用奥美拉唑40mg,阿莫西林1.0g,克拉霉素0.5g,均每日2次。治疗方案中使用奥美拉唑对于根除HP有何作用
    A. 具有抗生素的作用
    B. 能治愈慢性胃炎
    C. 能提高抗生素的生物利用度
    D. 能预防HP引起的十二指肠球部溃疡
    E. 能预防抗生素的耐药性

26. 男,45岁,胃大部切除术后5天,突然发生右上腹剧痛,伴发热,体温38.5℃。查体:上腹部压痛、反跳痛、肌紧张。腹腔穿刺抽出黄色液体,最可能的诊断为
    A. 十二指肠残端破裂
    B. 膈下脓肿
    C. 吻合口梗阻
    D. 输入段梗阻
    E. 倾倒综合征

27. 男性,66岁。高血压心脏病,心功能不全,ECG示Ⅱ度房室传导阻滞,两肺底闻及湿性啰音,此时不宜选择下列哪一种降压药物
    A. 卡托普利
    B. 硝苯地平

    C. β受体阻滞剂
    D. 噻嗪利尿剂
    E. 哌唑嗪

28. 男性,55岁,冠心病,发生急性剧烈胸骨后疼痛,血CPK明显升高,颈静脉充盈,肝大,血压下降至80/40mmHg,应诊断为
    A. 冠心病心力衰竭型
    B. 急性右心梗死
    C. 冠心病合并急性心包填塞
    D. 急性前壁心肌梗死伴泵衰竭
    E. 急性心肌梗死并室间隔破裂

29. 老年女性,高血压病史10年,今晨用力大便后突发头痛、呕吐伴右侧肢体无力,最可能的诊断为
    A. 左基底节高血压性脑出血
    B. 右基底节高血压性脑出血
    C. 自发性蛛网膜下腔出血
    D. 高血压脑病
    E. 恶性高血压

30. 女,25岁,1型糖尿病患者。近日来食欲减退、多饮、烦渴、多尿。身高160cm,体重41kg,皮肤弹性差。空腹血糖22.2mmol/L,尿糖(+++),酮体强阳性,CO$_2$CP18mmol/L。应采用下列何组治疗方案
    A. 饮食控制
    B. 饮食控制+磺脲类药物
    C. 饮食控制+双胍类药物
    D. 小剂量普通胰岛素静脉滴注+静脉补充生理盐水
    E. 大剂量普通胰岛素静脉滴注+静脉补充生理盐水

31. 男性,15岁。2周前发热、咽痛,予青霉素治疗3天后热退,3天前发现晨起眼睑浮肿,化验尿蛋白(++),沉渣红细胞10~15个/HP。对诊断最有意义的化验检查是

A.24 小时尿蛋白定量
B.抗链"O"滴度
C.肾脏 B 超
D.血清补体 C3 测定
E.血肌酐和尿素氮

32.女性,15 岁。4 周前发热、咽痛。10 天来眼睑浮肿,6 小时前突然出现头痛、意识不清、抽搐,数分钟后意识清醒。检查:血压 170/110mmHg,血红蛋白 115g/L。尿红细胞 15~20 个/HP。尿蛋白(++),血肌酐 200μmol/L。最可能的诊断是
A.尿毒症脑病
B.急进性肾小球肾炎
C.慢性肾小球肾炎
D.高血压病
E.急性肾小球肾炎并发高血压脑病

33.患者,男,66 岁。有高血压病史 10 余年。2 年来双下肢发凉麻木,时有小腿部抽痛及间歇性跛行,近来足痛转为持久性静止痛,夜间尤甚,往往抱膝而坐,足背动脉搏动消失。其可能的诊断是
A.血栓闭塞性脉管炎
B.雷诺病
C.糖尿病足
D.动脉硬化性闭塞症
E.动脉栓塞

34.患者,女,26 岁。经常于发热咽痛后出现双小腿胫前对称性红肿结节,轻微疼痛,并伴关节痛,口渴,尿黄,舌红苔薄黄而腻,脉滑数。其诊断是
A.热疮
B.药毒
C.猫眼疮
D.红斑性狼疮
E.结节性红斑

35.一男性患者,50 岁,症见右侧乳晕下有一扁圆形肿块,边缘清楚,活动度好,有轻压痛。考虑
A.乳疬
B.乳癣
C.乳核
D.乳发
E.乳痈

36.女性,24 岁,体重 50kg,因急性胃炎反复呕吐已 2 周,时有头晕,手足麻木,但口渴不明显,尿中 Na^+、Cl^- 减少,血清钠 133mmol/L,估计需补充多少氯化钠
A.10g
B.15g
C.20g
D.25g
E.30g

37.某男,24 岁,夜晚饮酒,晨起时自觉左侧阴囊胀痛、下坠、牵引少腹隐痛、触按左侧睾丸肿大,阴囊皮色正常,伴发热恶寒,检查白细胞 $15×10^9/L$,舌红苔黄腻,脉滑数。临床诊断为
A.子痰
B.子痈
C.囊痈
D.脱囊
E.水疝

38.某褥疮患者,创面腐肉难脱,难以愈合,面色㿠白,神疲乏力,纳差食少,舌淡,少苔,脉沉细无力。临床首选方剂是
A.透脓散
B.生脉散
C.萆薢渗湿汤
D.托里消毒散
E.血府逐瘀汤

39. 患者,女,结婚 7 年未避孕未孕,月经 20 天一行,量少色红,无血块,形体消瘦,腰腿酸软,头晕眼花,心悸失眠,五心烦热。治疗首选
A. 启宫丸
B. 养精种玉汤
C. 开郁种玉汤
D. 少腹逐瘀汤
E. 毓麟珠

40. 患者,女,结婚 3 年未避孕未孕,月经周期不规律,经来腹痛,月经量少,色黯有小血块,经前乳房胀痛,烦躁易怒,苔薄白,脉弦。治宜
A. 滋阴养血,调冲益精
B. 温肾补气养血,调补冲任
C. 疏肝解郁,养血理脾
D. 燥湿化痰,理气调经
E. 活血化瘀调经

41. 女患者,产后 5 天,周身关节疼痛,屈伸不利,痛无定处,疼痛宛如针刺,舌淡苔薄白,脉细缓。治疗宜选
A. 温经汤
B. 黄芪桂枝五物汤
C. 养荣壮肾汤
D. 黄芪当归散
E. 独活寄生汤

42. 女患者,30 岁,停经 56 天,无明显诱因阴道少量出血,色淡黯质稀,头晕耳鸣,腰膝酸软,查尿妊娠试验阳性,其治法是
A. 补肾益气,固冲安胎
B. 益气养血,固冲安胎
C. 清热凉血,固冲止血
D. 补肾固冲,止血安胎
E. 健脾益气,固冲止血

43. 女患者,18 岁,14 岁月经初潮,开始 1 年月

经不规律,后来月经规律以后,出现经行腹痛,小腹冷痛,得热痛减,拒按,经量少,色紫黑有块,舌苔白腻,脉沉紧。中医辨证为
A. 阳虚内寒
B. 脾肾阳虚
C. 气滞血瘀
D. 寒湿凝滞
E. 肝肾亏损

44. 女患者,分娩后突发手足抽搐,头项强直,牙关紧闭,面色苍白,产时失血较多,舌淡无苔,脉虚细。方用
A. 三甲复脉汤加味
B. 天麻钩藤汤加味
C. 羚角钩藤汤加味
D. 镇肝息风汤加味
E. 撮风散加味

45. 女患者,34 岁,每于经期低热,午后为甚,伴五心烦热,两颧潮红,口燥咽干,月经量少,色鲜红,舌红少苔,脉细数。治疗首选方剂是
A. 两地汤
B. 血府逐瘀汤
C. 清经散
D. 补中益气汤
E. 知柏地黄汤

46. 女患者,28 岁,一年前人工流产后,每于经期第 3 天小腹绵绵作痛,腰膝酸软,经量少,色黯淡,质稀,头晕耳鸣,苔薄白,脉细数。治疗首选方剂是
A. 六味地黄丸
B. 圣愈汤
C. 左归饮
D. 调肝汤
E. 胶艾汤

47. 女患者,30 岁,停经 45 天,恶心呕吐 4 天,

不能进食,呕吐痰涎,胸脘满闷,舌淡,苔白腻,脉滑。治疗最佳方剂是

A. 参苓白术散

B. 香砂六君子汤

C. 苏叶黄连汤

D. 温胆汤

E. 小半夏加茯苓汤

48. 女患者,小腹胀痛,拒按,胸胁乳房胀痛,脘腹胀满,烦躁易怒。舌紫黯或有瘀点,脉弦涩。选方是

A. 温胞饮

B. 当归建中汤

C. 牡丹散

D. 清热调血汤

E. 少腹逐瘀汤

49. 2 岁患儿,7 月症见精神萎靡,面色苍白,下肢清冷,食欲不振,身热不退,朝盛暮衰,小

便澄清,频数无度,大便稀溏,舌淡苔黄,脉细数无力。治疗首选方剂是

A. 白虎加人参汤

B. 王氏清暑益气汤

C. 新加香薷饮

D. 温下清上汤

E. 竹叶石膏汤

50. 患者,男,36 岁。右下腹疼痛 1 天。患者 1 天前无明显诱因出现脐周疼痛,继而转移至右下腹,以于手按之,其痛加剧,痛处固定不移,伴有发热、恶心,舌苔黄薄而腻,脉弦数。治疗应首选

A. 足三里、三阴交、太冲、内庭

B. 足三里,阑尾、曲池、天枢

C. 合谷、委中、天枢、太冲

D. 梁门、幽门、上巨虚、足三里

E. 上巨虚、阴陵泉、内关、合谷

二、B 型题 （标准配伍题）

答题说明

以下提供若干组考题,每组考题共用在考题前列出的 A、B、C、D、E 五个备选答案。请从中选择一个与问题关系最密切的答案。某个备选答案可能被选择一次、多次或不被选择。

（51 ~ 53 题共用题干）

患者,女性,23 岁。2 日前不慎感寒后出现喘逆上气,胸胀而痛,鼻扇,咳吐黄稠痰,恶寒无汗,身痛口渴,苔黄质红,脉浮数。

51. 根据患者上述临床表现,按照中医辨证理论,下列哪种证型最为恰当

A. 风热型咳嗽

B. 痰热型咳嗽

C. 痰热郁肺型喘证

D. 表寒里热型喘证

E. 热哮

52. 根据患者上述中医辨证类型,采取最为恰当的治疗方法是

A. 宣肺散寒

B. 宣肺泻热

C. 疏风解表

D. 清肺化痰

E. 清热化痰

53. 如此,下列哪种方剂最为符合上述辨证类型及治疗方法

A. 定喘汤

B. 麻杏蒌石汤

C. 麻杏石甘汤

D. 苏子降气汤

E. 清金化痰汤

（54 ~ 56 题共用题干）

某患者,男,42 岁。素嗜辛辣刺激性食

品,齿衄血色鲜红,齿龈红肿疼痛,头痛,口臭,舌红,苔黄,脉滑数。诊为胃火炽盛之齿衄。

54.根据上述临床表现,中医辨证特点,下列方剂中最为适合的是
A.加味清胃散合泻心汤
B.白虎汤合增液汤
C.调胃承气汤合十灰散
D.滋水清肝饮合茜根散
E.黄连解毒汤合五味消毒饮

55.齿衄发病一般与下列哪些脏腑关系密切
A.肝、肾
B.胃肠及肾
C.肾
D.脾胃及肠
E.阳明经络

56.阴虚火旺也可致齿衄,其证候特点是
A.齿衄血色鲜红
B.齿龈脓血外溢
C.齿衄血色淡红,烦劳则发,齿摇不坚
D.齿衄出血量多,牙龈红肿
E.齿衄血色晦暗,污秽不堪

(57~61题共用题干)

女,65岁。形体消瘦,久病腹痛,喜温喜按,常在进食生冷后加重,伴有神疲乏力,畏寒肢冷,舌淡苔白,脉象沉细。

57.根据患者上述病史特点,此患者腹痛与下列各项病因病机中何项无关
A.外感时邪
B.饮食不节
C.情志失调
D.阳气素虚
E.年高体虚

58.那么根据患者上述临床特点,考虑该患者的腹痛属于何种证型
A.寒邪中阻腹痛
B.寒实积滞腹痛
C.中脏虚寒腹痛
D.寒积食滞腹痛

E.脾肾阳虚腹痛

59.根据上述证型,下列中医治疗方法中最适合该病例的是
A.温中散寒止痛
B.散寒破结止痛
C.温中补虚,缓急止痛
D.散寒消食,化滞止痛
E.温补脾肾,散寒止痛

60.那么治疗该患者,下列方剂中当首选的是
A.良附丸合正气天香散
B.大黄附子汤
C.小建中汤
D.附子理中丸
E.保和丸合良附丸

61.如腹痛加剧,腹冷痛剧烈,攻冲不定,或有呕吐,畏寒肢冷者,应选用
A.大建中汤
B.小建中汤
C.乌头桂枝汤
D.良附丸合正气天香散
E.附子理中汤

(62~64题共用题干)

患者,男,45岁。平素嗜酒10余年,每日饮酒8两,近半月来腹大坚满,脉络怒张,胁腹刺痛,面色黧黑,面颈胸臂有多个血痣,呈丝纹状,手掌赤痕,口渴不欲饮,舌质紫红,脉细涩。

62.根据患者上述临床特点及发病过程,下列诊断哪项最符合
A.气滞湿阻型鼓胀
B.寒湿困脾型鼓胀
C.湿热蕴结型鼓胀
D.肝脾血瘀型鼓胀
E.肝肾阴虚型鼓胀

63.如此,下列治疗方法中最为适合上述诊断特点的是
A.疏肝理气,行湿散满
B.温中健脾,行气利水
C.清热利湿,攻下逐水

D. 活血化瘀,化气利水

E. 温补脾肾,化气利水

64. 根据上述辨证特点及治疗方法,下列选项中最佳治疗方剂是

  A. 代抵当汤加减

  B. 调营饮加减

  C. 抵当汤加减

  D. 膈下逐瘀汤加减

  E. 中满分消丸加减

(65~68题共用题干)

患者,男,38岁。证见腹中积块,胀满疼痛,按之软而不坚,固定不移,舌薄白,脉弦。

65. 根据患者上述临床表现及辨证特点,治疗此患者的最佳选方是

  A. 六磨汤

  B. 逍遥散

  C. 膈下逐瘀汤

  D. 少腹逐瘀汤

  E. 金铃子散合失笑散

66. 若患者兼见恶寒发热,头身酸痛舌苔白腻,脉浮弦大。治疗应予

  A. 失笑散

  B. 逍遥散

  C. 五积散

  D. 柴胡疏肝散

  E. 六味地黄丸

67. 若患者积块硬痛不移,畏寒肢冷,舌质瘀点瘀斑,脉涩。宜选用

  A. 大七气汤

  B. 六磨汤

  C. 八珍汤

  D. 化积丸

  E. 膈下逐瘀汤

68. 若积块坚硬疼痛逐渐加剧,面色萎黄,消瘦锐形,饮食大减。舌质淡紫,无苔。脉细数或弦细,治疗应用

  A. 八珍汤

  B. 化积丸

C. 膈下逐瘀汤

D. 八珍汤合化积丸

E. 膈下逐瘀汤合八珍汤

(69~71题共用题干)

某患者,女,49岁,久居湿地,全身浮肿,腰以下为甚,按之没指,小便短少,身体困重,胸闷,纳呆,泛恶,舌质淡,苔白腻,脉沉缓。

69. 该患者的初步诊断应为

  A. 水肿、阴水

  B. 水肿、阳水

  C. 心痛

  D. 淋证

  E. 感冒

70. 该病证属

  A. 水湿浸渍

  B. 湿热内蕴

  C. 脾阳不足

  D. 心阳不振

  E. 寒温袭表

71. 治以何方加减治疗

  A. 疏凿饮子

  B. 实脾饮

  C. 羌活胜湿汤

  D. 瓜蒌薤白白酒汤

  E. 五皮散合胃苓汤

(72~74题共用题干)

患者,女性,18岁。汗出恶风,动则汗出尤甚,易感冒,体倦乏力,周身酸楚,面白少华,苔薄白,脉细弱。

72. 据描述,其病机是

  A. 虚火内炽,逼津外泄

  B. 湿热内蕴,逼津外泄

  C. 肺气不足,表虚失固,营卫不和,汗液外泄

  D. 肺脾失调,汗液外泄

  E. 脾胃虚弱,气虚不摄,津液外泄

73. 该病例治法是

A.补中益气,健脾和胃

B.发表散寒

C.滋阴降火

D.益气固表

E.清肝泄热,化湿和营

74.本证宜选用

A.小青龙汤

B.归脾汤

C.当归六黄汤

D.龙胆泻肝汤

E.桂枝加黄芪汤

(75~78题共用题干)

患者,男,36岁。平素性格内向,近日情志不遂,精神抑郁,情绪不宁,善太息,胸胁胀痛,痛无定处,脘闷嗳气,腹胀纳呆,大便时软时干,苔薄腻,脉弦。

75.根据上述临床表现及病史,按照中医的辨证理论,此患者辨证诊断为何证

A.肝气郁结之郁证

B.气郁化火郁证

C.气滞痰郁郁证

D.心脾两虚郁证

E.忧郁伤神郁证

76.根据上述辨证类型,下列治疗方法最为符合的是

A.清泻肝火,解郁和胃

B.化痰利气解郁

C.疏肝理气解郁

D.健脾养心,益气补血

E.养心安神

77.如此,针对本病所采用的方药,下列最为符合的是

A.半夏厚朴汤加减

B.丹栀逍遥散合左金丸

C.柴胡疏肝散加减

D.甘麦大枣汤加减

E.归脾汤加减

78.若见胸胁胀痛不移,脉弦涩者,除下列哪味

药外均可加用

A.当归

B.丹参

C.血余炭

D.桃仁

E.红花

(79~83题共用题干)

患者男性,40岁,3个月前受凉后出现四肢关节疼痛,游走不定,关节屈伸不利,起病之初曾有恶风,发热,纳可,二便调。舌淡红,苔薄白,脉浮紧。

79.根据患者上述临床表现,此患者中医应辨证诊断为

A.痛痹

B.行痹

C.风湿热痹

D.着痹

E.中风

80.根据上述辨证特点,此患者应以何方为主治疗

A.乌附麻辛桂姜汤

B.薏苡仁汤加减

C.地黄饮子

D.防风汤加减

E.白虎桂枝汤加减

81.如果该患者还兼见腰背酸痛,下肢无力,夜尿频多,精神倦怠等,此患者辨证为

A.寒湿阻络

B.气血亏虚

C.痰瘀痹阻

D.阴津亏乏

E.肾气不足

82.如果该患者关节逐渐肿大,身体羸瘦,苔薄黄。应投以

A.独活寄生汤

B.白虎桂枝

C.犀角散

D.桂枝芍药知母汤

E. 宣痹汤

83. 如果患者痹久内舍于心,见心悸气短,脉虚
数,应以何方治之
    A. 归脾汤
    B. 柏子养心丸
    C. 天王补心丹
    D. 炙甘草汤
    E. 安神定志丸

(84～86题共用题干)

患者青年女性,颈部弥漫肿大,边界不清,
皮色如常,能随吞咽上下移动。

84. 上病例诊断为
    A. 气瘿
    B. 肉瘿
    C. 筋瘿
    D. 瘿痈
    E. 石瘿

85. 内治法则为
    A. 理气解郁,化痰软坚
    B. 化痰软坚,开郁行郁
    C. 疏风清热,化痰解郁
    D. 疏肝清热,化痰消肿
    E. 疏肝理气,解郁消肿

86. 内治选用方剂为
    A. 丹栀逍遥散
    B. 四海舒郁丸
    C. 海藻玉壶汤
    D. 牛蒡解肌汤
    E. 柴胡清肝饮

(87～88题共用题干)

某女,月经周期为20～40天,经量或多或
少,平时腰酸膝软,经前乳房胀痛,心烦易怒,
脉弦细。

87. 根据如上症状,治法是
    A. 补肾疏肝
    B. 补肾调经
    C. 疏肝理气

D. 理气调经
E. 补肾养肝

88. 首选方是
    A. 柴胡疏肝散
    B. 逍遥散
    C. 定经汤
    D. 归肾丸
    E. 固阴煎

(89～90题共用题干)

女患者,妊娠8个月,面目肢体浮肿,皮薄
而光亮。伴胸闷气短,懒言,口淡无味,食欲不
振,大便溏薄。舌质胖嫩,苔薄白或薄腻,边有
齿痕,脉缓滑无力。

89. 对该患者治宜
    A. 健脾益气养血
    B. 健脾行水
    C. 化气行水
    D. 理气行滞,健脾化湿
    E. 温肾利湿行水

90. 治疗应首选
    A. 鲤鱼汤
    B. 白术散
    C. 真武汤
    D. 健固汤
    E. 肾气丸

(91～92题共用题干)

女患者,产后小腹隐隐作痛,喜按,恶露量
少色淡,头晕耳鸣,大便干燥,舌淡红,苔薄,脉
虚细。

91. 对该患者应用何种治法
    A. 补血益气
    B. 温肾助阳
    C. 滋阴养血
    D. 和中健脾
    E. 养血柔肝

92. 治疗首选
    A. 当归生姜羊肉汤

B. 肠宁汤

C. 加参生化汤

D. 当归芍药散

E. 生化汤

(93～94 题共用题干)

孕妇,28 岁,孕 2 产 0,孕 33 周,近一周来时感头晕、头痛、胸闷等不适,血压 150/100mmHg。妊娠 3 个月时测血压为 100/70mmHg,下肢浮肿(＋＋＋),尿蛋白(＋＋＋)。

93. 应诊断为

A. 轻度妊娠高血压综合征

B. 妊娠水肿

C. 中度妊娠高血压综合征

D. 慢性肾炎

E. 慢性高血压

94. 对该患者下列哪一项不妥

A. 住院治疗观察

B. 眼底检查

C. 血液检查以了解电解质及凝血功能

D. 尿液检查以了解尿中蛋白含量

E. 立即终止妊娠

(95～96 题共用题干)

某患者,感冒 1 周,发热不退,咳嗽加重,痰呈铁锈色,胸痛不已,X 片显示右肺中下叶有较大面积的阴影。血象高。舌质红苔黄腻,脉象滑数。

95. 针对此患者实际,以下错误的一项是

A. 机体状况是邪盛正实

B. 病机为肺经实热

C. 瘢痕灸适宜

D. 选择具有泻邪作用的腧穴

E. 针刺手法用泻法

96. 以下哪种治疗是正确的

A. 针补太溪

B. 三棱针点刺少商、尺泽,泻丰隆

C. 平补平泻足三里穴

D. 单用皮肤针治疗

E. 艾灸重灸

(97～98 题共用题干)

患者睑弦红赤溃烂,痒痛并作,眵泪胶黏,睫毛成束,部分睫毛脱落。

97. 根据上述症状,其诊断是

A. 眼睑湿疹

B. 眼睑皮肤炎

C. 沙眼

D. 眦部睑缘炎

E. 溃疡性睑缘炎

98. 其病因是

A. 脾胃湿热,外感风邪

B. 脾胃蕴热,复受风邪

C. 心火内盛,复受风邪

D. 阴虚火旺,灼伤睑弦

E. 气滞血瘀,睑脉受阻

(99～100 题共用题干)

某女,月经 19～20 天一行,量多,色紫红有块,心烦易怒,面红口干,便干溲黄,舌红苔薄黄,脉弦数。

99. 其辨证是

A. 阳盛血热

B. 肝郁血热

C. 阴虚内热

D. 气虚血热

E. 血瘀化热

100. 其首选方是

A. 两地汤

B. 清经散

C. 丹栀逍遥散

D. 保阴煎

E. 加减一阴煎

参 考 答 案

基 础 知 识

1. B	2. C	3. C	4. C	5. C	6. B	7. A	8. B	9. B	10. B
11. C	12. A	13. D	14. E	15. E	16. C	17. E	18. D	19. A	20. E
21. C	22. D	23. D	24. D	25. B	26. A	27. D	28. D	29. D	30. A
31. B	32. A	33. A	34. B	35. E	36. B	37. E	38. B	39. C	40. E
41. A	42. C	43. B	44. C	45. A	46. C	47. A	48. D	49. A	50. C
51. C	52. A	53. A	54. A	55. B	56. C	57. E	58. B	59. C	60. C
61. C	62. A	63. A	64. A	65. D	66. D	67. E	68. D	69. B	70. A
71. D	72. E	73. C	74. E	75. D	76. B	77. A	78. C	79. D	80. A
81. A	82. C	83. C	84. A	85. A	86. B	87. C	88. B	89. A	90. E
91. A	92. D	93. D	94. A	95. E	96. B	97. C	98. E	99. A	100. C

相关专业知识

1. D	2. A	3. E	4. C	5. A	6. B	7. C	8. C	9. B	10. B
11. E	12. A	13. A	14. A	15. A	16. B	17. E	18. A	19. D	20. D
21. C	22. A	23. A	24. A	25. B	26. A	27. D	28. E	29. E	30. E
31. E	32. B	33. C	34. B	35. A	36. B	37. E	38. D	39. D	40. E
41. A	42. C	43. A	44. A	45. C	46. A	47. E	48. B	49. C	50. C
51. C	52. C	53. E	54. B	55. C	56. C	57. A	58. D	59. A	60. C
61. D	62. A	63. C	64. D	65. E	66. B	67. B	68. B	69. B	70. B
71. D	72. A	73. E	74. C	75. A	76. D	77. A	78. B	79. E	80. D
81. B	82. E	83. C	84. B	85. B	86. C	87. C	88. D	89. B	90. C
91. A	92. E	93. E	94. B	95. D	96. E	97. E	98. D	99. B	100. C

专 业 知 识

1. D	2. C	3. B	4. A	5. C	6. E	7. E	8. C	9. C	10. D
11. B	12. A	13. E	14. C	15. C	16. C	17. B	18. C	19. D	20. C
21. A	22. D	23. E	24. D	25. A	26. D	27. D	28. C	29. D	30. A
31. D	32. A	33. A	34. C	35. A	36. D	37. C	38. C	39. A	40. A
41. D	42. B	43. A	44. D	45. C	46. B	47. C	48. D	49. C	50. B
51. B	52. A	53. D	54. D	55. B	56. D	57. C	58. B	59. D	60. A
61. B	62. A	63. A	64. E	65. C	66. E	67. D	68. A	69. B	70. B
71. B	72. A	73. C	74. A	75. B	76. D	77. A	78. D	79. A	80. C
81. A	82. C	83. E	84. C	85. D	86. A	87. E	88. D	89. A	90. B
91. D	92. E	93. D	94. E	95. C	96. D	97. B	98. D	99. A	100. B

专 业 实 践 能 力

1. E	2. D	3. B	4. D	5. B	6. D	7. C	8. E	9. C	10. E
11. D	12. B	13. B	14. D	15. C	16. B	17. D	18. D	19. D	20. C
21. D	22. C	23. B	24. D	25. C	26. A	27. C	28. B	29. A	30. D
31. D	32. E	33. D	34. E	35. A	36. D	37. B	38. D	39. B	40. C
41. E	42. D	43. D	44. A	45. A	46. D	47. E	48. C	49. D	50. B
51. D	52. B	53. C	54. A	55. B	56. C	57. E	58. C	59. C	60. C
61. A	62. D	63. D	64. B	65. E	66. C	67. A	68. D	69. B	70. A
71. E	72. C	73. D	74. E	75. A	76. C	77. C	78. C	79. B	80. D
81. E	82. D	83. D	84. A	85. E	86. B	87. A	88. C	89. B	90. B
91. A	92. B	93. C	94. E	95. C	96. B	97. E	98. A	99. B	100. C

全国中医药专业技术资格考试

全科医学(中医类)专业(中级)押题秘卷(二)

考试日期: 　　年　月　日

考生姓名:＿＿＿＿＿＿＿

准考证号:＿＿＿＿＿＿＿

考　　点:＿＿＿＿＿＿＿

考　场　号:＿＿＿＿＿＿＿

一、A 型题（单句型最佳选择题）

1. "阴平阳秘"依据的阴阳关系是
   A. 对立制约
   B. 交感互藏
   C. 互根互化
   D. 相互转化
   E. 相互为用

2. 上半夜的阴阳属性是
   A. 阳中之阳
   B. 阳中之阴
   C. 阴中之阳
   D. 阴中之阴
   E. 阴

3. 五行相克的关系中,火的"所不胜"是
   A. 土
   B. 金
   C. 木
   D. 水
   E. 以上都不是

4. "肾主纳气"指的是
   A. 摄纳肺吸入的清气
   B. 固摄肾中的元气
   C. 固摄体内的精气
   D. 摄纳生成元气
   E. 摄纳后天的水谷精气

5. 既属"六腑",又属"奇恒之腑"的是
   A. 脉
   B. 脑
   C. 髓
   D. 女子胞
   E. 胆

6. "脾统血"指的是
   A. 脾为气血生化之源
   B. 脾气主升
   C. 脾气对血液具有固摄作用
   D. 脾气具有温煦作用
   E. 脾主运化水谷精微

7. "气化"指的是
   A. 气能化水,水又能化为气
   B. 气的温煦作用使水化为气
   C. 气的升降出入运动
   D. 气能生血,血又能生气
   E. 体内津、气、血、精等物质各自的新陈代谢及相互转化

8. 行于脉内的气是
   A. 卫气
   B. 营气
   C. 宗气
   D. 元气
   E. 心气

9. 主司妇女带下的经脉是
   A. 冲脉
   B. 任脉
   C. 带脉
   D. 督脉
   E. 阴维脉

10. 在经络系统中,具有加强十二经脉中相为表里的两条经脉之间在肢体联系作用的是
    A. 十五别络
    B. 奇经八脉
    C. 十二经别
    D. 十二经筋

E. 十二皮部

11. 奇经的功能之一是
    A. 加强十二经脉中相为表里的两条经脉在
       体内的联系
    B. 加强十二经脉中相为表里的两条经脉在
       肢体的联系
    C. 进一步密切了十二经脉之间的联系
    D. 能约束纵行诸经
    E. 维络诸阴经、阳经

12. 饮食偏嗜中,下列提法不确切的是
    A. 味过于苦,脾气不濡,胃气乃厚
    B. 味过于酸,肝气以津,脾气乃绝
    C. 多食咸,则脉凝泣而变色
    D. 多食苦,则骨痛而发落
    E. 多食辛,则脉急而爪枯

13. 七情致病首先影响的是
    A. 脏腑
    B. 气机
    C. 血液
    D. 经脉
    E. 气血

14. 大怒、暴怒可以导致的是
    A. 气结
    B. 气下
    C. 气上
    D. 气滞
    E. 气散

15. 两经或两个部位以上同时受邪而发病,这
    种发病形式是
    A. 并病
    B. 继发
    C. 合病
    D. 复发
    E. 徐发

16. 患者先有脾虚泄利的症状,然后出现舌红、
    烦躁,其病理基础是
    A. 阴损及阳
    B. 阳损及阴
    C. 阴盛格阳
    D. 阳盛格阴
    E. 阴阳亡失

17. 为全身阴阳之根本的是
    A. 肝阳
    B. 脾阳
    C. 心阳
    D. 肾阳
    E. 肺阳

18. 小儿骨软,成人齿脱发落的主要因素是
    A. 心血不足,血不养筋骨
    B. 津液亏损,骨枯失养
    C. 脾虚气血化源不足,不能濡养
    D. 先天不足,后天失养,导致肾精亏损
    E. 肝血不足,筋脉失养,以致筋骨不坚

19. 证候虚实的"虚"指的是
    A. 体质虚弱
    B. 气血虚弱
    C. 正气不足
    D. 邪留伤正
    E. 精气虚衰

20. 下列各项病证,适宜"寒因寒用"的是
    A. 真寒假热证
    B. 表热里寒证
    C. 真热假寒证
    D. 寒热错杂证
    E. 表寒里热证

21. 对社区诊断描述正确的是
    A. 个体水平上的疾病判断
    B. 依据的是症状、体征和实验室检查结果

C. 理论基础是临床专业知识

D. 通常采用的是流行病学方法

E. 是一种在疾病发生后的诊断

22. 一种疾病的病死率为

  A. 每 10 万人的粗死亡率

  B. 该病的死亡率

  C. 某疾病的死亡结果

  D. 该病死亡在各种死亡中的比例

  E. 该病患者的死亡百分比

23. 关于循证医学的说法错误的是

  A. 循证医学是强调科学方法和事实依据的医学

  B. 循证医学不是低价医学

  C. 医生应用循证医学替代临床思维

  D. 循证医学是强调为人服务的医学

  E. 要实施循证医学就需要建立相应的信息网络系统

24. 抢救刺激性气体中毒的关键是

  A. 吸氧

  B. 应用解毒药物

  C. 应用镇静剂

  D. 防治肺水肿

  E. 防止心肌损害

25. 属于红外线生物效应的是

  A. 电光性眼炎

  B. 日射病

  C. 雪盲

  D. 红斑

  E. 色素沉着

26. 健康教育的核心问题是

  A. 进行完整、系统的教育活动

  B. 宣传健康知识

  C. 促进个体或群体改变不健康的行为与生活方式

D. 治疗慢性疾病

E. 预防疾病,促进健康

27. 全球伤害死亡的首位死因是

  A. 火灾

  B. 他杀

  C. 交通事故

  D. 医疗事故

  E. 自杀

28. 平性药的含义是

  A. 性味甘淡的药物

  B. 作用比较缓和的药物

  C. 寒热之性均具备的药物

  D. 寒、热之性不甚明显的药物

  E. 升浮、沉降作用趋向不明显的药物

29. 归经的含义是

  A. 药物对于机体有无毒副作用

  B. 药物具有的寒、热、温、凉四种性质

  C. 药物对于机体某部分的选择性作用

  D. 药物具有的升、降、浮、沉的作用趋向

  E. 药物具有的辛、甘、酸、苦、咸五种味道

30. 下列各项,不属妊娠绝对禁用药物的是

  A. 麝香

  B. 巴豆

  C. 大戟

  D. 半夏

  E. 斑蝥

31. 既能解表散寒,祛风止痛,通鼻窍;又能燥湿止带,消肿排脓的药物是

  A. 白芷

  B. 荆芥

  C. 防风

  D. 苍术

  E. 羌活

32. 下列选项,不属苦参功效的是
   A. 燥湿
   B. 利尿
   C. 清热解毒
   D. 杀虫止痒
   E. 凉血化瘀

33. 既能清热解毒,又能疏散风热,凉血止痢的药物是
   A. 金银花
   B. 连翘
   C. 青黛
   D. 大青叶
   E. 板蓝根

34. 巴豆内服剂量是
   A. 0.3~0.6g
   B. 0.7~0.9g
   C. 0.1~0.3g
   D. 0.01~0.03g
   E. 0.5~1g

35. 既能治疗风湿痹痛,又能治疗诸骨鲠咽的药物是
   A. 五加皮
   B. 桑寄生
   C. 木瓜
   D. 羌活
   E. 威灵仙

36. 下列各项,不具有止呕功效的是
   A. 半夏
   B. 藿香
   C. 佩兰
   D. 豆蔻
   E. 竹茹

37. 功能甘淡渗泄,利水渗湿,兼能泄热的药物是

   A. 茯苓
   B. 车前子
   C. 木通
   D. 泽泻
   E. 冬瓜皮

38. 具有温肾阳,温脾阳,温通血脉,引火归原功效的药物是
   A. 附子
   B. 干姜
   C. 肉桂
   D. 桂枝
   E. 吴茱萸

39. 木香具有的功效是
   A. 行气止痛,健脾消食
   B. 疏肝止痛,助阳止泻
   C. 破气消积,散寒止痛
   D. 行气调中,温脾化痰
   E. 理气调中,温肾助阳

40. 既能消食化积,又能行气散瘀的药物是
   A. 神曲
   B. 山楂
   C. 木香
   D. 枳实
   E. 鸡内金

41. 下列各项,不能驱绦虫的药物是
   A. 使君子
   B. 槟榔
   C. 南瓜子
   D. 雷丸
   E. 鹤草芽

42. 既能收敛止血,止痢,又能截疟,补虚的药物是
   A. 苦楝皮
   B. 沙苑子

C. 侧柏叶

D. 仙鹤草

E. 三七

43. 为增强活血祛瘀药的功效,常与活血药配伍的药物是

A. 温里药

B. 理气药

C. 解表药

D. 泻下药

E. 补虚药

44. 既能润肺化痰止咳,又能杀虫灭虱的药物是

A. 榧子

B. 百部

C. 贯众

D. 鹤虱

E. 花椒

45. 朱砂具有的功效是

A. 平肝潜阳

B. 解毒疗疮

C. 收敛固涩

D. 活血散瘀

E. 软坚散结

46. 既能清肝热,又能平肝阳的药物是

A. 天麻

B. 白蒺藜

C. 夏枯草

D. 全蝎

E. 钩藤

47. 补气养阴,清火生津,首选的药物是

A. 山药

B. 西洋参

C. 沙参

D. 太子参

E. 玄参

48. 功能补肺气肺阴,补脾气,补肾固涩的药物是

A. 太子参

B. 西洋参

C. 黄精

D. 山药

E. 五味子

49. 山茱萸的性味是

A. 酸、涩,微温

B. 甘、涩,温

C. 甘、涩,平

D. 酸、涩,寒

E. 酸、甘,温

50. 既能杀虫止痒,燥湿,又能温肾壮阳的药物是

A. 雄黄

B. 白矾

C. 地肤子

D. 硫黄

E. 蛇床子

51. 由半夏泻心汤化裁为生姜泻心汤属于

A. 药味加减的变化

B. 药量增减的变化

C. 剂型更换的变化

D. 药味加减与药量增减变化的联合运用

E. 药味加减与剂型更换变化的联合运用

52. 麻黄、杏仁同用的方剂是

A. 麻子仁丸

B. 杏苏散

C. 桂枝汤

D. 桑杏汤

E. 麻黄汤

53. 下列各项,是对十枣汤使用注意事项的描述,其中欠妥的是
    A. 根据患者耐药性酌情增减药量
    B. 宜清晨空腹时服用
    C. 年老体弱者慎用
    D. 宜从大剂量开始
    E. 孕妇忌用

54. 下列方剂组成中含有烧生姜的方剂是
    A. 小青龙汤
    B. 吴茱萸汤
    C. 生化汤
    D. 逍遥散
    E. 温经汤

55. 清营汤证的发热特征是
    A. 午后低热
    B. 入暮潮热
    C. 身热夜甚
    D. 日晡潮热
    E. 夜热早凉

56. 清暑益气汤(《温热经纬》)组成中含有的药物是
    A. 人参、麦冬
    B. 荷梗、黄连
    C. 连翘、竹叶
    D. 知母、党参
    E. 天冬、西洋参

57. 小建中汤的君药是
    A. 白芍
    B. 饴糖
    C. 桂枝
    D. 生姜
    E. 大枣

58. 地黄饮子的主治病证是
    A. 丹毒
    B. 阴疽
    C. 寒痹
    D. 喑痱
    E. 痿证

59. 金锁固精丸的主治病证是
    A. 肾阳亏虚之遗精
    B. 膀胱虚寒之遗尿
    C. 脾肾两虚之遗精
    D. 心肾两虚之遗精
    E. 肾虚不固之遗精

60. 天王补心丹中的"三参"是
    A. 人参、丹参、党参
    B. 丹参、玄参、党参
    C. 人参、丹参、玄参
    D. 人参、玄参、苦参
    E. 丹参、苦参、海参

61. 下列各项,是对开窍剂使用注意事项的描述,其中错误的是
    A. 中病即止
    B. 孕妇慎用
    C. 多加热煎煮
    D. 辨明闭证脱证
    E. 辨明病性属寒属热

62. 厚朴温中汤的功用是
    A. 行气除满,温中燥湿
    B. 行气疏肝,驱寒止痛
    C. 行气降逆,宽胸散结
    D. 消痞除满,健脾和胃
    E. 消导化滞,清热利湿

63. 桔梗、枳壳同用的方剂是
    A. 黄龙汤
    B. 柴葛解肌汤
    C. 百合固金汤
    D. 参苓白术散

E. 血府逐瘀汤

B. 半夏白术天麻汤

C. 三子养亲汤

64. 川芎茶调散的主治病证是

D. 温胆汤

    A. 痰厥头痛

E. 定痫丸

    B. 血虚头痛

    C. 外风头痛

68. 组成药物中含有四君子汤的方剂是

    D. 气虚头痛

    A. 实脾散

    E. 肝风头痛

    B. 完带汤

    C. 补中益气汤

65. 主治外感凉燥证的方剂是

    D. 枳实消痞丸

    A. 杏苏散

    E. 真人养脏汤

    B. 参苏饮

    C. 桑杏汤

69. 乌梅丸组成中含有的药物是

    D. 桂枝汤

    A. 党参、当归

    E. 桑菊饮

    B. 蜀椒、肉桂

    C. 黄连、黄芩

66. 实脾散组成中含有的药物是

    D. 生姜、细辛

    A. 茯苓皮、大腹子

    E. 桂枝、炮附子

    B. 炮附子、炙甘草

    C. 草豆蔻、白术

70. 下列方剂中可用于治疗疝气瘕聚的是

    D. 炮干姜、茴香

    A. 温经汤

    E. 大腹皮、木瓜

    B. 逍遥散

    C. 一贯煎

67. 治疗风痰上扰之眩晕,最宜选用的方剂是

    D. 大建中汤

    A. 苓甘五味姜辛汤

    E. 身痛逐瘀汤

二、B 型题（标准配伍题）

答题说明

以下提供若干组考题,每组考题共用在考题前列出的 A、B、C、D、E 五个备选答案。请从中选择一个与问题关系最密切的答案。某个备选答案可能被选择一次、多次或不被选择。

（71 ~ 72 题共用备选答案）

    A. 相侮

    B. 相乘

    C. 子病犯母

    D. 母病及子

    E. 制化

71. "见肝之病,知肝传脾"所属的是

72. "水气凌心"所属的是

（73 ~ 74 题共用备选答案）

    A. 足少阴肾经

    B. 足厥阴肝经

    C. 足阳明胃经

    D. 足太阳膀胱经

    E. 足太阴脾经

73. 分布于下肢内侧后缘的是

74. 分布于下肢外侧后缘的是

(75～76 题共用备选答案)

A. 咳逆上气

B. 恶心呕吐

C. 头晕目眩、耳鸣

D. 胃脘疼痛

E. 脘腹有重坠感

75. 中气不足,可引起的症状是

76. 胃气上逆,可引起的症状是

(77～78 题共用备选答案)

A. 森林脑炎见于春天

B. 吸毒、不正当性行为可致艾滋病

C. 城市肺癌发病率和死亡率高于农村

D. 流行性乙型脑炎和脊髓灰质炎多为隐性流行

E. 因有效治疗方法的应用提高了某病的患病率

77. 以上说法属于人群分布的是

78. 以上说法属于地区分布的是

(79～80 题共用备选答案)

A. 描述性研究

B. 队列研究

C. 病例对照

D. 实验性研究

E. 理论性研究

79. 主要根据暴露状况来抽取样本的研究是

80. 一般而言,流行病学研究的起点是

(81～82 题共用备选答案)

A. 乌头

B. 甘草

C. 三棱

D. 芒硝

E. 藜芦

81. 不宜与瓜蒌同用的药物是

82. 不宜与牙硝同用的药物是

(83～84 题共用备选答案)

A. 退虚热,凉血,解暑,截疟

B. 退虚热,除疳热,清湿热

C. 清虚热,除疳热

D. 清热燥湿,泻火解毒,退虚热

E. 和解退热,疏肝解郁,升举阳气

83. 银柴胡具有的功效是

84. 胡黄连具有的功效是

(85～86 题共用备选答案)

A. 丝瓜络

B. 鹿衔草

C. 豆蔻

D. 木瓜

E. 蚕沙

85. 具有祛风,通络,活血功效的药物是

86. 具有祛风湿,强筋骨,止血功效的药物是

(87～88 题共用备选答案)

A. 侧柏叶

B. 地榆

C. 大蓟

D. 槐花

E. 小蓟

87. 既善于治疗吐衄便血,又善于治疗肝火上炎之头痛目赤的药物是

88. 既善于治疗吐衄便血,又善于治疗肺热咳嗽有痰的药物是

(89～90 题共用备选答案)

A. 既能平肝潜阳,又能清肝明目

B. 既能软坚散结,又能平肝潜阳

C. 既能软坚散结,又能利水

D. 既能软坚散结,又能滋阴潜阳

E. 既能软坚散结,又能活血止痛

89. 牡蛎具有的功效是

90. 珍珠母具有的功效是

(91～92 题共用备选答案)

　A. 寒下剂

　B. 温下剂

　C. 润下剂

　D. 逐水剂

　E. 攻补兼施剂

91. 黄龙汤属于

92. 大黄牡丹汤属于

(93～94 题共用备选答案)

　A. 补中益气汤

　B. 青蒿鳖甲汤

　C. 当归补血汤

　D. 当归六黄汤

　E. 清骨散

93. 治疗气虚发热的代表方剂是

94. 治疗血虚发热的代表方剂是

(95～96 题共用备选答案)

　A. 朱砂安神丸

　B. 天王补心丹

　C. 酸枣仁汤

　D. 导赤散

　E. 归脾汤

95. 治疗心肾阴亏血少之心悸失眠,首选的方剂是

96. 治疗心脾气血两虚之心悸失眠,首选的方剂是

(97～98 题共用备选答案)

　A. 大秦艽汤

　B. 消风散

　C. 牵正散

　D. 小活络丹

　E. 川芎茶调散

97. 风痰阻于头面经络之口眼㖞斜者,治宜选用

98. 风邪初中经络之口眼㖞斜者,治宜选用

(99～100 题共用备选答案)

　A. 苇茎汤

　B. 泻白散

　C. 大承气汤

　D. 麻子仁丸

　E. 大黄牡丹汤

99. 治疗肺痈的方剂是

100. 治疗肠痈的方剂是

一、A 型题 (单句型最佳选择题)

1. 饥不欲食,胃中嘈杂,舌红少苔,此属
   A. 胃阴不足
   B. 胃强脾弱
   C. 脾胃虚弱
   D. 湿邪困脾
   E. 肝胆湿热

2. 口干但欲漱水不欲咽者,属
   A. 消渴病
   B. 湿热证
   C. 阴虚证
   D. 燥热津伤
   E. 瘀血内停

3. 患者先恶寒战栗,表情痛苦,几经挣扎,而后汗出,称为
   A. 自汗
   B. 盗汗
   C. 绝汗
   D. 头汗
   E. 战汗

4. 咽喉淡红漫肿者,属
   A. 肺胃热盛
   B. 阴虚火旺
   C. 痰湿凝聚
   D. 肾水亏少
   E. 肺胃热毒

5. 小儿口腔、舌上出现片状白屑者,称为
   A. 口疮
   B. 口糜
   C. 鹅口疮
   D. 口撮
   E. 口振

6. 小儿指纹发展至第二指节,其病情属
   A. 邪气入络
   B. 邪气入经
   C. 邪入脏腑
   D. 透关射甲
   E. 病邪在表

7. 苔白如积粉,扪之不燥者,多见于
   A. 湿浊内停
   B. 外感风热
   C. 痰热内蕴
   D. 瘟疫内痈
   E. 外感寒湿

8. 舌淡苔剥或类剥的主病是
   A. 阴虚
   B. 阳气虚衰
   C. 血虚
   D. 胃阴枯竭
   E. 痰浊未化

9. 舌伸于口外,不能回缩,或舐口唇周围上下左右,称为
   A. 短缩舌
   B. 吐弄舌
   C. 颤动舌
   D. 强硬舌
   E. 痿软舌

10. 口气臭秽者,属
    A. 牙疳
    B. 口腔不洁
    C. 胃热
    D. 溃腐脓疡
    E. 龋齿

11. 患者神志清楚,语言时有错乱,语后自知言错,为
    A. 谵语
    B. 郑声
    C. 独语
    D. 错语
    E. 叹息

12. 患者因患溃腐疮疡日久,其病室中的异常气味是
    A. 血腥气味
    B. 腐臭气味
    C. 尸臭气味
    D. 尿臊气味
    E. 烂苹果气味

13. 脉来有胃气的脉象特征是
    A. 徐和从容
    B. 有力柔和
    C. 节律一致
    D. 不浮不沉
    E. 不大不小

14. 把脉时,医生所用不轻不重,按至肌肉,调节适当的指力的手法,称为
    A. 举法
    B. 按法
    C. 寻法
    D. 总按
    E. 单按

15. 在真脏脉中,主脾肾阳气衰败,提示神气涣散,生命即将告终的脉象是
    A. 弹石脉
    B. 转豆脉
    C. 偃刀脉
    D. 屋漏脉
    E. 鱼翔脉

16. 下列哪项不符合阴证的临床特点
    A. 身重蜷卧
    B. 静而少言
    C. 腹痛喜按
    D. 大便溏泄气腥
    E. 小便短赤涩痛

17. 下列哪项不是八纲的内容
    A. 阴阳
    B. 气血
    C. 表里
    D. 寒热
    E. 虚实

18. "有形之血不能速生,无形之气当所急固"是针对下列何证而言
    A. 气不摄血证
    B. 气滞血淤证
    C. 气血两虚证
    D. 气随血脱证
    E. 气虚血瘀证

19. 饮证不包括下列哪项
    A. 水饮
    B. 痰饮
    C. 悬饮
    D. 溢饮
    E. 支饮

20. 因脏腑功能低下而致痰饮为患的证候属
    A. 虚中夹实
    B. 虚实并重
    C. 因虚致实
    D. 实中夹虚
    E. 真虚假实

21. 下列哪项不是肾气不固证的临床表现
    A. 滑精早泄
    B. 夜尿频多

C. 带下清稀

D. 少便失禁

E. 浮肿少尿

22. 下列不属于肺热炽盛证临床表现的是

A. 发热口渴

B. 咳嗽气喘

C. 鼻翼扇动

D. 痰黄稠量多

E. 咽喉肿痛

23. 肝阳上亢证与肝火炽盛证的鉴别依据是

A. 头重足飘

B. 急躁易怒

C. 眩晕耳鸣

D. 头目胀痛

E. 面红目赤

24. 下列哪项不是营分证的临床表现

A. 身热夜甚

B. 口不甚渴

C. 心烦不寐

D. 斑疹显露

E. 舌质红绛

25. 咳嗽胸闷,气喘息粗,咳吐脓血腥臭痰,胸痛,发热口渴,舌红苔黄腻,脉滑数,属

A. 痰热壅肺证

B. 肺热炽盛证

C. 肺火犯肺证

D. 燥邪犯肺证

E. 饮停胸胁证

26. 长期咳嗽,咯白色泡沫痰,可能的病因是

A. 支气管哮喘

B. 肺炎

C. 支气管扩张

D. 慢性支气管炎

E. 肺结核

27. 头痛伴喷射性呕吐多见于

A. 急性胃炎

B. 霍乱

C. 胆结石

D. 颅内高压

E. 幽门梗阻

28. 吸气性呼吸困难的特征是

A. 明显的哮鸣音

B. 深大呼吸

C. 呼吸浅慢

D. "三凹征"

E. 胸部一侧呼吸减弱

29. 支气管哮喘呼吸困难的特征为

A. 反复发作的呼气性呼吸困难

B. 反复发作的吸气性呼吸困难

C. 反复发作的混合性呼吸困难

D. 神经精神性呼吸困难

E. 吸气性"三凹征"

30. 关于问诊的方法,不正确的是

A. 态度要和蔼、柔和

B. 循循善诱,以暗示引导患者提供所需资料

C. 尽量用通俗语言问诊

D. 直接询问患者,获取病史资料

E. 从简单问题开始问起

31. 下列哪项不是皮肤黏膜出血的表现

A. 紫癜

B. 出血点

C. 血肿

D. 蜘蛛痣

E. 瘀斑

32. 40 岁以上听到第三心音,常提示

A. 高血压

B. 动脉粥样硬化

C. 心肌供血不足

D. 贫血

E. 心功能不全

33. 桶状胸,两肺呼吸动度及语颤减弱,听诊两肺呼吸音较低。可能的疾病是

A. 气胸

B. 肺气肿

C. 胸腔积液

D. 肺不张

E. 心功能不全

34. 关于血压测量,不正确的是

A. 袖带置于肘横纹上 2～3cm

B. 示压管汞柱应置于 0mmHg 处

C. 测量前先安静休息

D. 听诊器胸件应塞在袖带内

E. 右臂外展与心脏在同一水平

35. 使气管偏向患侧的疾病是

A. 气胸

B. 肺不张

C. 不匀称的甲状腺肿大

D. 胸腔积液

E. 纵隔肿瘤

36. 黄疸首先出现的部位是

A. 手掌皮肤

B. 足掌皮肤

C. 胸部皮肤

D. 腹部皮肤

E. 巩膜及软腭黏膜

37. 甲状腺功能减退的面容是

A. 苦笑面容

B. 无欲貌

C. 满月面容

D. 肢端肥大面容

E. 黏液水肿面容

38. 左心室增大时,心尖搏动移位的方向是

A. 向左

B. 向右

C. 向右下

D. 向左下

E. 向后

39. 心包摩擦音通常在什么部位听诊最清楚

A. 左锁骨中线第三、四肋间

B. 左侧腋前线第三、四肋间

C. 左腋中线第三、四肋间

D. 胸骨右缘第三、四肋间

E. 胸骨左缘第三、四肋间

40. 肠蠕动音呈金属样,最可能的原因是

A. 麻痹性肠梗阻

B. 机械性肠梗阻

C. 低钾血症

D. 急性肠炎

E. 败血症

41. 下列哪种原因的腹水是渗出液

A. 营养不良

B. 心源性

C. 肝源性

D. 肾源性

E. 炎症性

42. 类风湿性关节炎不会出现的是

A. 关节强直

B. 梭形关节

C. 关节红肿

D. 手指呈爪样

E. 关节疼痛

43. 痛风患者起居调护中不需要注意的是

A. 保暖

B. 过劳

C. 防潮

D. 户外大量活动

E. 充足睡眠

44. 归脾经的食物是

    A. 苦瓜、荞麦

    B. 冬瓜、玉米

    C. 百合、莲子

    D. 猪肉、莲藕

    E. 佛手、小麦

45. Brunnstrom 神经生理疗法治疗脑卒中偏瘫的重点是

    A. 增强肌力

    B. 加大关节活动范围

    C. 促进神经生理功能恢复

    D. 按神经生理特点恢复功能

    E. 利用张力性反射与协同模式改善运动控制

46. "安身之本,必资于食"的养生理论出自

    A. 老子

    B. 达摩

    C. 庄子

    D. 孙思邈

    E. 张仲景

47. 脑卒中患者偏瘫侧肢体分级处于 Brunnstrom Ⅱ 期,康复治疗措施正确的是

    A. 控制肌痉挛和异常运动模式,促进分离运动的出现

    B. 增强患侧肢体肌力、耐力训练

    C. 增强患侧肢体平衡和协调性训练

    D. 恢复、提高肌张力,诱发主动运动

    E. 控制肌痉挛,促进选择性运动和速度运动更好地恢复

48. 在进行记忆障碍训练的过程中包括很多方法,其中不确切的是

    A. 背诵法

    B. 分解－联合法

    C. 首词记忆法

    D. 记忆技巧法

    E. 联想法

49. 脑性瘫痪的作业疗法不包括

    A. 认知功能训练

    B. 精细功能训练

    C. 日常生活能力训练

    D. 保持正常姿势训练

    E. 神经肌肉本体感觉促进法

50. 下列有关传染病中医治法的叙述,不属于和解法的是

    A. 和解少阳

    B. 分消走泄

    C. 开达膜原

    D. 清肺润燥

    E. 和解截疟

51. 熟悉传染病的潜伏期,是为了

    A. 确定诊断

    B. 确定检疫期

    C. 预测流行趋势

    D. 追踪传染来源

    E. 有助于指导治疗

52. 下列免疫制剂不属于主动免疫制剂的是

    A. 菌苗

    B. 灭活死疫苗

    C. 减毒活疫苗

    D. 类毒素

    E. 抗毒素

53. 流脑典型脑脊液外观是

    A. 稍混浊

    B. 毛玻璃样

    C. 绿色脓样

    D. 米汤样

E. 血水样

54. 下列有关HIV的描述,不正确的是
    A. 为RNA病毒
    B. 有包膜
    C. 有两个抗原型(HIV-Ⅰ和HIV-Ⅱ)
    D. 对紫外线敏感
    E. 为人类免疫缺陷病毒

55. 痢疾杆菌的主要致病机制是
    A. 侵入的细菌数量
    B. 外毒素
    C. 神经毒素
    D. 侵袭力和内毒素
    E. 肠毒素

56. 最早提出遗忘曲线及其规律的心理学家是
    A. 巴甫洛夫
    B. 艾宾浩斯
    C. 斯金纳
    D. 冯特
    E. 马斯洛

57. 冠心病患者中有一种特征性的行为模式被称为
    A. A型行为类型
    B. B型行为类型
    C. C型行为类型
    D. D型行为类型
    E. E型行为类型

58. 心理障碍是对不同种类的和异常的统称
    A. 智力、认知、情绪
    B. 智力、情绪、行为
    C. 认知、情绪、适应能力
    D. 情绪、行为、社会关系
    E. 心理、情绪、行为

59. 最能反映医患关系性质的表述是一种

A. 陌生人关系
B. 信托关系
C. 主动-被动关系
D. 类似父子的关系
E. 商品关系

60. 杏林佳话歌颂的是
    A. 孙思邈
    B. 李时珍
    C. 张仲景
    D. 董奉
    E. 陈实功

61. 下列不能体现医患之间契约关系的做法是
    A. 患者挂号看病
    B. 医生可向患者作应有的承诺
    C. 先收费然后给予检查处理
    D. 先签手术协议然后实施手术
    E. 患者送红包时保证不给医生宣扬

62. 体现医师克己美德的做法是
    A. 风险大的治疗尽量推给别人
    B. 点名手术无论大小能做多少就做多少
    C. 只要是对患者有利的要求有求必应
    D. 只要是患者的要求就有求必应
    E. 对患者有利而又无损自我利益的才去做

63. 人们使用过的人体实验类型不包括
    A. 志愿实验
    B. 自体实验
    C. 安慰实验
    D. 欺骗实验
    E. 强迫实验

64. 下列医患关系中,属于非技术关系的是
    A. 医务人员为患者实施手术
    B. 医务人员在急诊室抢救昏迷患者
    C. 医务人员对患者的同情和尊重
    D. 医务人员以精湛医术为患者服务

E. 医务人员向患者解释病情

65. 卫生法中民事责任的主要特征是
    A. 警告
    B. 罚款
    C. 记过
    D. 降级
    E. 赔偿

66. 计划生育技术服务机构中的医师资格取得
    及管理执行
    A.《中华人民共和国人口与计划生育法》
    B.《中华人民共和国妇幼保健法》
    C.《中华人民共和国执业医师法》
    D.《计划生育技术服务管理条例》
    E.《中华人民共和国婚姻法》

67. 发现甲类传染病患者、传染性非典型性肺
    炎的患者或疑似患者,在农村的责任报告
    单位法定报告时限为
    A. 6 小时之内进行报告
    B. 7 小时后即可报告
    C. 8 小时后即可报告
    D. 10 小时后即可报告
    E. 12 小时后即可报告

68. 医师甲经执业医师注册,在某医疗机构执
    业。一年后,该医师受聘到另一预防机构
    执业,对其改变执业地点和类别的行为
    A. 预防机构允许即可
    B. 无须经过准予注册的卫生行政部门办理
       变更注册手续
    C. 应到准予注册的卫生行政部门办理变更
       注册手续
    D. 任何组织和个人无权干涉
    E. 只要其医术高明,就不受限制

69. 中药的研制生产、经营、使用和监督管理依
    照
    A.《中华人民共和国中医药条例》
    B.《中华人民共和国药品管理法》
    C.《中药品种保护条例》
    D.《麻醉药品管理办法》
    E.《医疗用毒性药品管理办法》

70.《医疗机构从业人员行为规范》适用于那些
    人员
    A. 医疗机构的医生、护士、药剂、医技人员
    B. 医疗机构的医护及后勤人员
    C. 医疗机构的管理、财务、后勤等人员
    D. 药学技术人员
    E. 医疗机构内所有从业人员

二、B 型题（标准配伍题）

答题说明

　　以下提供若干组考题,每组考题共用在考题前列出的 A、B、C、D、E 五个备选答案。请从中选择一个与问题关系最密切的答案。某个备选答案可能被选择一次、多次或不被选择。

(71～72 题共用备选答案)
    A. 食滞胃肠
    B. 脾肾虚衰
    C. 肝郁脾虚
    D. 肠道湿热
    E. 脾虚气陷
71. 肛门气坠者多属于

72. 大便失禁者多属于

(73～74 题共用备选答案)
    A. 外感表证
    B. 内热证
    C. 血络闭郁
    D. 各种痛证

E. 脾虚疳积

73. 指纹紫红者证属

74. 指纹紫黑者证属

（75～76 题共用备选答案）

A. 谵语

B. 郑声

C. 独语

D. 错语

E. 太息

75. 神识不清,语言重复,时断时续,语音低弱, 为

76. 神识不清,语无伦次,声高有力,为

（77～78 题共用备选答案）

A. 涩脉

B. 弦脉

C. 伏脉

D. 紧脉

E. 革脉

77. 主病邪闭、厥证或痛极的脉象是

78. 主病气滞血瘀、痰食内停、伤精血少的脉象 是

（79～80 题共用备选答案）

A. 津亏证

B. 津脱证

C. 血燥证

D. 湿阻证

E. 痰饮证

79. 因饮食不洁,上吐下泻,经禁食后缓解,见 双目凹陷,脉虚缓,辨证为

80. 胸部憋闷不舒,头晕身重,舌淡胖有齿痕, 苔腻,辨证为

（81～82 题共用备选答案）

A. 直中

B. 越经传

C. 表里传

D. 合病

E. 循经传

81. 伤寒隔一经或两经以上相传者,称为

82. 伤寒初起不从阳经传人,而病邪直入三阴 者,称为

（83～84 题共用备选答案）

A. 右上腹疼痛向右肩背部放射

B. 侧腹痛向腹内侧及会阴部放射

C. 上腹部规律性疼痛向后背部放射

D. 上腹部疼痛向腰骶部放射

E. 腹痛伴有呼吸困难、胸闷胸痛

83. 消化性溃疡的腹痛特点是

84. 输尿管结石的腹痛特点是

（85～86 题共用备选答案）

A. 呼吸音减弱

B. 呼吸音消失

C. 呼吸音增强

D. 呼吸音延长

E. 呼吸音正常

85. 贫血患者的呼吸音特点是

86. 胸壁肥厚的呼吸音特点是

（87～88 题共用备选答案）

A. 双侧瞳孔散大

B. 双侧瞳孔缩小

C. 双侧瞳孔等大等圆

D. 双侧瞳孔大小不等

E. 瞳孔形状不规则

87. 脑出血颅内高压时可见

88. 吗啡中毒可见

（89～90 题共用备选答案）

A. ALT 明显升高

B. 血氨明显升高

C. γ - GT 明显升高

D. MAO 明显升高

E. ALP 明显升高

89. 急性肝炎实验室检查可见

90. 阻塞性黄疸实验室检查可见

(91~92题共用备选答案)

A. 20 分

B. 15 分

C. 10 分

D. 5 分

E. 0 分

91. 患者能借助手杖上下一层楼,该患者用Barthel 指数评估,上下楼梯项评分为多少分

92. 患者独立进厕所,自己穿脱裤子,便后自己使用卫生纸,该患者用 Barthel 指数评估,进出厕所项评分为多少分

(93~94题共用备选答案)

A. 志贺菌属

B. 奈瑟菌属

C. 沙门菌属

D. 埃希菌属

E. 弧菌属

93. 脑膜炎球菌属于

94. 痢疾杆菌属于

(95~96题共用备选答案)

A. 焦虑性神经症

B. 人格障碍

C. 恐惧性神经症

D. 神经衰弱

E. 癔症

95. 主要表现为转化反应和分离反应两种形式,出现心理障碍导致的生理功能丧失或人格几部分之间的分裂,这是

96. 患者常常抱怨心情紧张,精神容易疲劳,爱发脾气,睡眠差,这是

(97~98题共用备选答案)

A. 头痛医头,脚痛医脚

B. 护士发现医嘱中有问题,及时向大夫提出,大夫并未虚心接受,反而怨其多事

C. 主治医师发现上级医师诊疗有误,不但未加指出反而为其遮掩

D. 患者反映某医师开 CT 检查单而分得"开单费"

E. 医生收取患者的酬礼

97. 上述医师的做法或说法中,不符合诊疗中"患者健康利益第一"原则的是

98. 上述医师的做法或说法中,不符合诊疗中"患者身心统一"原则的是

(99~100题共用备选答案)

A. 处理医疗事故工作

B. 首次医疗事故技术鉴定工作

C. 再次医疗事故技术鉴定工作

D. 申请再次鉴定

E. 医疗事故赔偿

99. 省级地方医学会负责组织

100. 县(市)、区级地方医学会负责组织

一、A 型题（单句型最佳选择题）

> **答题说明**
>
> 以下每一道考题下面有 A、B、C、D、E 五个备选答案。请从中选择一个最佳答案。

1. 心血瘀阻证，如心悸、胸闷而痛，痛引肩背，口唇及指甲紫绀，舌质暗红，脉细涩者，可选用下列何方
   A. 瓜蒌薤白半夏汤
   B. 桃红四物汤
   C. 血府逐瘀汤
   D. 桃仁红花煎
   E. 少腹逐瘀汤

2. 风入经络而见四肢抽搐，角弓反张，牙关紧闭的最佳选方是
   A. 玉真散
   B. 防风汤
   C. 天麻钩藤饮
   D. 祛风导痰汤
   E. 川芎茶调散

3. 实喘表寒肺热证选择何方
   A. 五磨饮子
   B. 二陈汤
   C. 麻黄汤
   D. 桑白皮汤
   E. 麻杏甘石汤

4. 外感咳嗽忌用
   A. 敛肺收涩之镇咳药
   B. 发表散寒药
   C. 清热解毒药
   D. 宣肺止咳药
   E. 疏散外邪药

5. 胸痹病位在
   A. 心
   B. 肺
   C. 心、肺

D. 肝、肾
E. 心、肾

6. 治吐血三要法：宜行血不宜止血，宜补肝不宜伐肝，宜降气不宜降火。出于
   A.《景岳全书》
   B.《济生方》
   C.《血证论》
   D.《先醒斋医学广笔记》
   E.《丹溪心法》

7. 癫病与郁病的鉴别关键是有无
   A. 心情抑郁、情绪不宁
   B. 急躁易怒、心悸失眠
   C. 喜怒无常、多语或不语
   D. 喃喃独语、语无伦次
   E. 自我控制能力

8. 呃逆连声，常由情志不遂诱发，伴胸胁胀满，辨证为
   A. 肝气乘脾
   B. 肝脾不调
   C. 痰气交阻
   D. 气机阻滞证
   E. 脾胃虚弱

9. 吐酸属热证者，治疗方剂是
   A. 温胆汤
   B. 化肝煎
   C. 左金丸
   D. 丹栀逍遥散
   E. 四逆散

10. 痰浊头痛的特征是
    A. 头痛如裹

B. 头痛如裂

C. 头痛且空

D. 头痛且晕

E. 头痛昏蒙

11. 以下除哪一条均为痉证的病因

　　A. 邪壅经络

　　B. 热甚伤津

　　C. 情志抑郁

　　D. 瘀血内阻

　　E. 气血亏虚

12. 使用逐水方药,时间不可过久,应遵循

　　A. 攻补兼施

　　B. 中病即止

　　C. 衰其大半而止

　　D. 少康则止

　　E. 肿消即止

13. 下列哪一组是太阳头痛的引经药

　　A. 苍耳子、辛夷

　　B. 葛根、白芷、知母

　　C. 羌活、蔓荆子、川芎

　　D. 柴胡、黄芩、川芎

　　E. 吴茱萸、藁本

14. 下列哪项不是阳水的特点

　　A. 多挟风邪

　　B. 起病急,病程短

　　C. 皮肤光亮而薄

　　D. 按之凹陷难复

　　E. 头面先肿

15. 眼睑浮肿,继则四肢及全身皆肿,来势迅速,伴有恶寒发热,指节酸楚,小便不利,咽喉肿痛,舌质红,脉浮滑数,宜选方

　　A. 越婢加术汤

　　B. 麻黄连翘赤小豆汤

　　C. 五皮饮

D. 五苓散

E. 防己黄芪汤

16. 虚劳的治疗原则为

　　A. 调补阴阳

　　B. 补益气血

　　C. 补益

　　D. 标本兼顾

　　E. 补虚泻实

17. 皮肤出现青紫斑点或斑块,或伴有鼻衄,齿衄,或有发热,口渴,便秘,舌质红,苔黄,脉弦数,其选方是

　　A. 十灰散

　　B. 知柏地黄丸

　　C. 归脾汤

　　D. 茜根散

　　E. 小蓟饮子

18. 颤证气血亏虚证的代表方剂为

　　A. 补气运脾汤

　　B. 补髓丹

　　C. 人参益气汤

　　D. 八珍汤

　　E. 人参养荣汤

19. 对于早期轻度COPD,下列各项肺功能指标中最敏感的是

　　A. 第一秒用力呼气容量与用力肺活量比（FEV_1/FVC）

　　B. 第一秒用力呼气容积实测值与预计值比（FEV_1实测值/FEV_1预计值）

　　C. 呼气相峰流速（PEF）

　　D. 残气量与肺总量比（RV/TLC）

　　E. 肺活量（VC）

20. 肺炎球菌肺炎伴休克患者,首选补充血容量的液体为

　　A. 生理盐水

B.5% 葡萄糖

C.10% 葡萄糖

D. 低分子右旋糖酐

E. 林格液

21. 诊断慢性胃炎目前最好的方法是
   A. X 线钡餐检查
   B. 胃液分析
   C. 胃镜加活检
   D. 血清促胃液素测定
   E. 大便隐血试验

22. 胃大部切除术后出现贫血主要是由于减少了
   A. 主细胞
   B. 壁细胞
   C. 黏液细胞
   D. G 细胞
   E. 嗜银细胞

23. 可引起血压升高的血管活性物质是
   A. 一氧化氮
   B. 前列环素
   C. 缓激肽
   D. 内皮素
   E. 心钠素

24. 心肌梗死后心绞痛是不稳定性心绞痛的一种,它是指
   A. 急性心肌梗死发生后 1 个月内再次出现的心绞痛
   B. 急性心肌梗死后任何时期内出现的心绞痛
   C. 心肌梗死后劳力时发生的心绞痛
   D. 心肌梗死后休息时发生的心绞痛
   E. 急性心肌梗死后半年内发生的心绞痛

25. 重症脑出血,首选的治疗原则是
   A. 预防休克

B. 应用脱水剂

C. 控制血肿感染

D. 立即输血

E. 给予苏醒剂

26. 胰岛 B 细胞分泌的激素是
   A. 胰高糖素
   B. 胰岛素
   C. 促胃液素
   D. 胰多肽
   E. 生长抑素

27. 尿培养的球菌菌落计数不低于多少才有诊断意义
   A. 100 个/mL
   B. 300 个/mL
   C. 500 个/mL
   D. 1000 个/mL
   E. 10000 个/mL

28. 急性肾小球肾炎肾活检电镜检查的典型变化为
   A. 上皮细胞下驼峰状电子致密物
   B. 上皮细胞足突广泛融合
   C. 上皮下多数电子致密物
   D. 系膜区、内皮下伴上皮电子致密物
   E. 系膜区,有时还可在内皮下见到电子致密物

29. 对血压不高、尿量正常、无水肿的慢性肾小球肾炎肾功能代偿期患者,最合适的饮食应是
   A. 低蛋白饮食
   B. 低盐饮食
   C. 限制摄水量
   D. 普通饮食
   E. 鼓励吃含植物蛋白的食物,严格限制含动物蛋白的食物摄入

30. 关于对肺癌的预后评估,一般来说,预后最
    差的肺癌类型是
    A. 鳞癌
    B. 小细胞未分化癌
    C. 腺癌
    D. 大细胞未分化癌
    E. 细支气管肺泡癌

31. 血清甲胎蛋白(AFP)不升高的疾病是
    A. 原发性胆汁性肝硬化
    B. 急性黄胆性肝炎
    C. 原发性肝癌
    D. 睾丸癌
    E. 妊娠

32. 胃癌好发于
    A. 胃小弯
    B. 胃大弯
    C. 胃窦
    D. 胃底
    E. 胃体

33. 50 岁以上中、老年人便血,应考虑是
    A. 肠息肉
    B. 直肠癌
    C. 肠套叠
    D. 小肠结核
    E. 粘连性肠梗阻

34. 晚期食管癌的食管吞钡 X 线表现是
    A. 食管管腔狭窄、梗阻
    B. 小龛影
    C. 局限性管壁僵硬
    D. 局限、小的充盈缺损
    E. 局限性黏膜皱壁增粗和断裂

35. 膀胱三角区及左侧壁散在乳头状瘤,有蒂,
    周围黏膜红,活检为原位癌,细胞分化 3
    级,最好的治疗是

A. 经尿道电切除
B. 膀胱部分切除
C. 膀胱全切 + 回肠膀胱术
D. 化疗
E. 放疗

36. 由情志异常、精神刺激而引发,突然昏倒,
    不知人事,或四肢厥冷,呼吸气粗,口噤握
    拳,舌苔薄白,脉伏或沉弦。证属
    A. 血厥实证
    B. 痰厥
    C. 气厥虚证
    D. 血厥虚证
    E. 气厥实证

37. 肾有两窍是指
    A. 前后二阴
    B. 精窍和溺窍
    C. 两耳
    D. 后阴与耳
    E. 前阴与耳

38. 休克时微循环障碍的实质是
    A. 微循环收缩或扩张失调
    B. 毛细血管内血液淤滞或凝血
    C. 动、静脉短路开放
    D. 毛细血管壁损伤和渗出
    E. 毛细血管血液灌流减少

39. 水疝的证型,下列哪一项是错误的
    A. 肾气亏虚
    B. 肾虚寒湿
    C. 痰湿凝结
    D. 湿热下注
    E. 瘀血阻络

40. 杀灭所有的微生物称为
    A. 消毒
    B. 抗毒

C.抗菌

D.无菌术

E.灭菌

C.肾气亏损

D.脾肾不足

E.肝肾阴虚

41.被毒蛇咬伤后,下列哪一种急救措施是错误的

A.于伤口近心端缚扎

B.高锰酸钾冲洗伤口

C.口吸法排毒

D.口服食醋解毒

E.有出血现象者立即扩创解毒

42.十二经脉中,多气多血之经是

A.足厥阴肝经

B.足太阳膀胱经

C.手阳明大肠经

D.足少阳胆经

E.手少阴心经

43.关于无排卵型功血的治疗,下列哪项是错误的

A.雌激素适用于青春期功血

B.孕激素适用于青春期功血

C.雄激素适用于更年期功血

D.可配合使用其他止血剂

E.中药辨证论治

44.下列哪一项不属于妇科外治法

A.外阴熏洗

B.阴道纳药

C.肛门导入

D.体育气功

E.推拿针灸

45.屡孕屡堕,头晕耳鸣,腰膝酸软,精神萎靡,夜尿频多,面色晦黯,舌淡,苔白,脉沉弱,中医辨证为

A.气血两虚

B.血虚

46.下列哪项不属于骨盆的组成

A.骶骨

B.尾骨

C.髂骨

D.坐骨

E.椎骨

47.下列症状与体征中,哪项与异位妊娠无关

A.有停经史

B.腹痛

C.腹肌痉挛,呈板状腹

D.阴道少量出血

E.尿妊娠试验阳性

48.关于妇科检查,不正确的是

A.将窥器沿阴道前壁轻轻插入

B.窥器边推进边转成正位

C.未婚妇女仅作肛腹诊

D.示、中两指伸入阴道行双合诊

E.先查子宫后查附件

49.现代推算预产期公式:从末次月经的第一天起,月数加9、日数加

A.6

B.3

C.14

D.5

E.7

50.妊娠病的辨证应首先分清

A.气病或血病

B.以何种脏腑为主

C.外感及内伤

D.虚实

E.母病或胎病

51. 骨盆内测量的重要标志是
    A. 坐骨棘
    B. 坐骨结节
    C. 耻骨
    D. 耻骨联合
    E. 骶岬

52. 假如某孕妇在妊娠不同时期测定其体内孕酮的值,下面哪个时期的值最高
    A. 孕 24 周
    B. 孕 6 周
    C. 孕 20 周
    D. 孕末期
    E. 孕 12 周

53. 妊娠恶阻的主要病机是
    A. 肝气上逆
    B. 脾虚气滞
    C. 冲气上逆,胃失和降
    D. 脾胃虚弱
    E. 肝胃不和

54. 肝胃不和所致的恶阻,首选方是
    A. 香砂六君子汤
    B. 半夏茯苓汤
    C. 苏叶黄连汤
    D. 茯苓丸
    E. 橘皮竹茹汤

55. 子嗽的发生主要责之于
    A. 脾、胃
    B. 心、肝
    C. 肺、脾
    D. 肺、肾
    E. 肝、肾

56. 子宫脱垂Ⅰ度的诊断标准是
    A. 子宫颈下垂到坐骨棘以下
    B. 阴道壁脱出于阴道口外

    C. 整个子宫脱出阴道口外
    D. 子宫颈及部分子宫体脱出于阴道口外
    E. 子宫颈阴道壁脱出于阴道口外

57. 下列关于正常枕先露分娩机制顺序,正确的是
    A. 下降→衔接→俯屈→内旋转→仰伸→复位及外旋转
    B. 下降→俯屈→衔接→内旋转→仰伸→复位及外旋转
    C. 衔接→俯屈→下降→内旋转→仰伸→复位及外旋转
    D. 衔接→下降→内旋转→俯屈→仰伸→复位及外旋转
    E. 衔接→下降→俯屈→内旋转→仰伸→复位及外旋转

58. 小儿"稚阴稚阳"学说,是指其生理状态为
    A. 阳常有余,阴常不足
    B. 脏腑娇嫩,形气未充
    C. 生机蓬勃,发育迅速
    D. 脏气清灵,易趋健康
    E. 脾常不足,肝常有余

59. 十二经脉中,手足阳经(同名经)交接在
    A. 头面部
    B. 胸部
    C. 腹部
    D. 背部
    E. 四肢末端

60. 下列配穴中,不属于表里配穴的是
    A. 列缺、商阳
    B. 阴郄、后溪
    C. 解溪、天柱
    D. 日月、太冲
    E. 间使、支沟

61. 下列哪条经脉不与"咽"发生联系

A. 手太阴肺经

B. 手少阴心经

C. 足太阴脾经

D. 任脉

E. 手太阳小肠经

62. 下列腧穴中,归经错误的是

A. 合谷归大肠经

B. 太溪归肝经

C. 列缺归肺经

D. 阳陵泉归胆经

E. 阴陵泉归脾经

63. 膀胱经的合穴是

A. 上巨虚

B. 下巨虚

C. 足三里

D. 委阳

E. 委中

64. 泪腺有几个主要的功能,除了

A. 营养眼球

B. 滑润眼球表面

C. 清洁结膜囊

D. 杀菌

E. 加强眼局部免疫机制

65. 鼻腔的易出血区是

A. 鼻甲

B. 中鼻道

C. 鼻中隔前下方

D. 鼻顶

E. 鼻阈

66. 直接暴力所致的骨折常为

A. 裂纹骨折

B. 嵌插骨折

C. 压缩骨折

D. 横断骨折

E. 斜形骨折

67. 关于尺骨鹰嘴骨折的叙述正确的是

A. 多见于儿童

B. 其骨化中心出现于 5~7 岁

C. 大部分属于关节内骨折

D. 青少年常为骨骺分离

E. 多数由直接暴力所致

68. 最多见脱位的关节是

A. 颞颌关节

B. 肩关节

C. 肘关节

D. 髋关节

E. 腕关节

69. 属于不稳定性骨折的是

A. 嵌插骨折

B. 螺旋骨折

C. 多段骨折

D. 斜形骨折

E. 粉碎骨折

70. 检查"捻发音"主要用于

A. 腰肌筋膜炎

B. 臀肌筋膜炎

C. 腱鞘炎

D. 腱周围炎

E. 滑膜炎

二、B 型题（标准配伍题）

答题说明

以下提供若干组考题,每组考题共用在考题前列出的 A、B、C、D、E 五个备选答案。请从中选择一个与问题关系最密切的答案。某个备选答案可能被选择一次、多次或不被选择。

（71～72 题共用备选答案）

A. 无物有声

B. 有物有声

C. 无物无声

D. 无声有物

E. 嗳气声缓

71. 前人谓呕吐是指

72. 前人谓干呕是指

（73～74 题共用备选答案）

A. 痛痹

B. 着痹

C. 热痹

D. 行痹

E. 湿痹

73. 痹证关节酸痛、重着、漫肿者为

74. 痹证痛热较甚,痛有定处,遇寒加重者为

（75～76 题共用备选答案）

A. 尿糖(++++),酮体(-)

B. 尿糖(++++),酮体强阳性

C. 尿糖(-),酮体(-)

D. 尿糖(+),酮体(+)

E. 尿糖(-),酮体(+)

75. 糖尿病酮症酸中毒可见

76. 高渗性非酮症性糖尿病昏迷可见

（77～78 题共用备选答案）

A.《内经》

B.《伤寒论》

C.《金匮要略》

D.《诸病源候论》

E.《千金方》

77. "开鬼门,洁净府"出自

78. 最早提出"石水"概念的是

（79～80 题共用备选答案）

A. 急性完全性肠梗阻

B. 慢性肠梗阻

C. 绞窄性肠梗阻

D. 动力性肠梗阻

E. 低位肠梗阻

79. 持续性腹痛,肠鸣音减弱或消失,有腹膜刺激征者考虑为

80. 呕吐粪样内容物,高度腹胀者考虑为

（81～82 题共用备选答案）

A. 缺水量为体重的 1%～2%

B. 缺水量为体重的 2%～3%

C. 缺水量为体重的 2%～4%

D. 缺水量为体重的 4%～6%

E. 缺水量为体重的 6% 以上

81. 轻度脱水时的缺水量为

82. 中度脱水时的缺水量为

（83～84 题共用备选答案）

A. 肝风内动,痰火上扰

B. 阴虚不足,肝阳上亢

C. 气滞血瘀,湿阻气机

D. 脾肾阳虚,水湿不化

E. 脾胃虚弱,水饮内停

83. "子肿"发生的主要机制是

84. "子痫"发生的主要机制是

（85～86 题共用备选答案）

A. 10 年

B. 20 年

C. 3～7 天

D. 半年~1 年

E. 3~5 年

85. 取宫内节育器时间在月经干净后

86. 绝经后取宫内节育器时间

(87~88 题共用备选答案)

A. 固阴煎

B. 六味地黄丸

C. 大补元煎

D. 左归丸

E. 归肾丸

87. 月经先后无定期,经来量少,色淡黯,质稀,头晕耳鸣,腰骶瘦痛。治疗应首选

88. 经乱无期,出血淋沥不尽,色鲜红,质稍稠,头晕耳鸣,腰膝酸软。治疗应首选

(89~90 题共用备选答案)

A. 热退疹出

B. 口腔黏膜斑

C. 口周苍白圈

D. 丘疹、疱疹、结痂

E. 耳后、枕部淋巴结肿大

89. 风疹的主要临床特征是

90. 幼儿急疹的主要临床特征是

(91~92 题共用备选答案)

A. 本经配穴法

B. 表里配穴法

C. 上下配穴法

D. 前后配穴法

E. 左右配穴法

91. 八脉交会穴属于

92. 俞募配穴法属于

(93~94 题共用备选答案)

A. 列缺

B. 内关

C. 太溪

D. 太白

E. 中脘

93. 既是八脉交会穴又是络穴的腧穴是

94. 既是八会穴又是募穴的腧穴是

(95~96 题共用备选答案)

A. 内直肌

B. 外直肌

C. 上斜肌

D. 下直肌

E. 上直肌

95. 受滑车神经支配的眼肌是

96. 受外展神经支配的眼肌是

(97~98 题共用备选答案)

A. 行气消瘀法

B. 和营止痛法

C. 接骨续筋法

D. 补气养血法

E. 攻下逐瘀法

97. 七厘散属于骨伤内治法中何种方法

98. 续骨活血汤属于骨伤内治法中何种方法

(99~100 题共用备选答案)

A. 夹板固定

B. 手法复位夹板固定

C. 手法复位夹板固定配合骨牵引

D. 手法复位配合皮牵引

E. 固定器固定

99. 无移位的胫腓骨骨折可采用

100. 有移位的胫腓骨稳定型骨折可采用

一、A 型题 （单句型最佳选择题）

答题说明

以下每一道考题下面有 A、B、C、D、E 五个备选答案。请从中选择一个最佳答案。

---

1. 一肺痨患者,男性,25 岁,咳嗽、咯血、潮热颧红,自汗盗汗,面白神疲,气短声怯,食欲不振。舌尖红苔薄白,脉细数无力。应辨证为
   A. 肺脾气虚
   B. 阴阳两虚
   C. 气阴两虚
   D. 阴虚肺燥
   E. 阴虚火旺

2. 李姓患者,男 42 岁。咳嗽 1 个月,迁延不愈,喉痒,咳痰不畅,仍伴鼻塞,流清涕,此时选用何方
   A. 荆防败毒散
   B. 三拗汤
   C. 三子养亲汤
   D. 清金化痰汤
   E. 止嗽散

3. 女性,33 岁。咳喘息粗,烦躁胸满,痰黄难咯,口渴舌红,苔黄腻,脉滑数,方宜选用
   A. 越婢加半夏汤
   B. 麻杏石甘汤
   C. 麻杏蒌石汤
   D. 桑白皮汤
   E. 射干麻黄汤

4. 患者女性,35 岁。干咳无痰,咽干鼻燥,伴恶寒发热,头痛无汗,苔薄白而干,此时宜选用
   A. 桑杏汤
   B. 清金化痰汤
   C. 止嗽散
   D. 杏苏散
   E. 泻白散

5. 某男,30 岁,反复出现右上肢抽搐,发作时神志清醒,右上肢自觉阵阵发紧,见手指抽动,历时 30～60 秒不等,发作后无任何不适,首先考虑为
   A. 厥证
   B. 癫病
   C. 狂病
   D. 痹证
   E. 痫病

6. 某女,35 岁,于中午 12 时在劳动中突然晕倒,不省人事,面色苍白,汗出肢冷,20 分钟后苏醒。自觉全身乏力,心悸,脉细数无力,应首先考虑何病证
   A. 癫病
   B. 郁证
   C. 气厥实证
   D. 气厥虚证
   E. 血厥虚证

7. 李某,男,43 岁。有高血压病史 2 年。近期因郁怒诱发症状加重,头痛头晕,鼻干鼻衄,烦躁易急,面目红赤,口苦,舌红,脉弦数有力。方剂宜选用
   A. 天麻钩藤饮
   B. 龙胆泻肝汤
   C. 丹栀逍遥散
   D. 大黄黄连泻心汤
   E. 玉女煎

8. 患者男性,痫证反复发作,发则突然昏仆,四肢抽动,口吐涎沫,声声尖叫,舌苔白腻;脉象弦滑,中医辨证当为
   A. 痰浊内阻
   B. 气机逆乱

C. 肝风扰动

D. 风痰闭阻

E. 气滞血瘀

9. 某男,18 岁。脘腹胀满,腹痛拒按,痛则欲泻,泻则痛减,嗳腐吞酸,厌食,苔厚腻,脉滑,最适宜方剂

　　A. 保和丸加减

　　B. 枳实导滞丸加减

　　C. 越鞠丸加减

　　D. 良附丸合正气天香散

　　E. 柴胡疏肝散加减

10. 患者,女,20 岁,胃脘疼痛胀满、拒按、嗳腐吞酸、呕吐、吐出物为腐臭未消化食物,吐后痛减,厌食,苔厚腻,脉滑,应辨证为

　　A. 寒邪客胃证

　　B. 饮食伤胃证

　　C. 肝气犯胃证

　　D. 湿热中阻证

　　E. 瘀血内停证

11. 某男,45 岁,下痢十余日,症见泻下黏冻,里急后重,腹痛拘急,脘腹胀满,头身困重,苔白腻,脉濡缓。辨证为

　　A. 寒湿泄泻

　　B. 寒湿痢

　　C. 阴虚痢

　　D. 虚寒痢

　　E. 休息痢

12. 患者昨晚突然出现胃脘疼痛,胸脘痞闷,畏寒喜暖,不思饮食,嗳气频频,形寒,身热,舌淡苔白,脉弦紧。治宜选用

　　A. 良附丸

　　B. 生姜汤

　　C. 香苏散

　　D. 良附丸合生姜汤

　　E. 良附丸合香苏散

13. 患者,男,47 岁。右胁下包块,疼痛如刺,痛处不移,入夜更甚,舌质紫暗,脉沉涩。此证最佳治疗方剂是

　　A. 硝石矾石散

　　B. 丹参饮合失笑散

　　C. 复元活血汤

　　D. 少腹逐瘀汤

　　E. 柴胡疏肝散

14. 李某,既往有胆结石病史,昨日胁肋剧痛,连及肩背,恶心呕吐,纳食减退,舌红苔黄,脉弦。此时最佳治疗方剂是

　　A. 硝石矾石散

　　B. 失笑散

　　C. 乌梅丸

　　D. 柴胡疏肝散

　　E. 少腹逐瘀汤

15. 女性患者,30 岁,近一周来寒战壮热,休作有时,间日一发,发前先有乏力,继则寒栗鼓颔,寒罢则内外皆热,头痛面赤,口渴引饮,终则遍身汗出热退身凉,舌质红,苔薄白,脉弦。此治疗当以

　　A. 和解表里,温阳达邪

　　B. 清热解表,和解祛邪

　　C. 祛邪截疟,和解表里

　　D. 益气养血,扶正祛邪

　　E. 解毒除瘴,芳化湿浊

16. 患者肌肤不仁,手足麻木,突然发生口眼歪斜,语言不利,口角流涎,舌强,甚则半身不遂,兼见手足拘挛,关节酸痛等症,苔薄白,脉浮数,宜选用

　　A. 大秦艽汤

　　B. 小续命汤

　　C. 真方白丸子

　　D. 天麻钩藤饮

　　E. 镇肝熄风汤

17. 患者形体肥胖,颜面虚浮,神疲嗜卧,气短乏力,腹胀便溏,自汗气喘,畏寒肢冷,下肢浮肿,脉沉细,此病的治法为
    A. 清胃泻火,佐以消导
    B. 燥湿化痰,理气消痞
    C. 健脾益气,渗利水湿
    D. 温补脾肾,利水化饮
    E. 以上皆非

18. 患者,中年男性。因外伤诱发腰痛,腰痛甚,不能自转侧,痛有定位而拒按,舌暗有瘀斑,脉弦。治疗应选
    A. 身痛逐瘀汤
    B. 丹参饮
    C. 桃红四物汤
    D. 复元活血汤
    E. 独活寄生汤

19. 患者女性,40 岁,平素急躁易怒,近一周自觉胁腹胀满,小便不畅,尿量减少。舌红苔薄黄,脉弦。下列处方中最佳选择为
    A. 逍遥散
    B. 八正散
    C. 石苇散
    D. 柴胡疏肝散加菊花
    E. 沉香散合六磨汤加山栀

20. 患者男性,善饥多食,口舌干燥,形体消瘦,大便干燥,数日不行,舌红,苔黄燥,脉细滑,治疗宜选方
    A. 玉女煎
    B. 消渴方
    C. 增液承气汤
    D. 白虎加人参汤
    E. 二冬汤

21. 患者久病体虚,经常盗汗,以阴虚为主,而火热不甚,其治疗宜为
    A. 麦味地黄丸

B. 四妙丸
C. 玉屏风散
D. 黄连阿胶汤
E. 桂枝汤

22. 患者男性,45 岁。平素多食,近期因外感诱发加重,多食易饥,口燥咽干,体重明显减轻,大便干燥,舌红苔黄,脉滑数有力。治法宜用
    A. 清胃泻火,养阴增液
    B. 清泻肺胃,养阴增液
    C. 滋肾养阴,益气健脾
    D. 滋养肺肾,清胃泻火
    E. 清热润肺,养阴增液

23. 男性,65 岁。有长期吸烟史,反复咳嗽、咳脓痰伴间断少量咯血 20 余年,大咯血 3 天来诊。体检:右下肺可闻及固定湿啰音。胸片示右下肺纹理增重,可见卷发影。最可能的诊断是
    A. 支气管扩张症
    B. 肺癌
    C. 肺炎
    D. 肺结核
    E. 慢性支气管炎

24. 男,50 岁,一天来寒战高热(39.6℃)咳嗽伴左胸痛,咳痰呈砖红色胶冻状,量多,查体,轻紫绀,BP80/50mmHg,左肺叩浊音,呼吸音低,X 线胸片左肺呈多发性蜂窝状阴影,最可能的诊断为
    A. 肺炎球菌肺炎休克型
    B. 葡萄球菌肺炎
    C. 厌氧菌肺炎
    D. 军团菌肺炎
    E. 克雷伯杆菌肺炎

25. 男性,52 岁,上腹饱胀感 5 年,嗳气,近 2 个月加重,查体及钡餐透视未见异常,胃镜活

检,炎症细胞浸润及肠上皮活化,未见腺体萎缩,应诊断为

A. 胃黏膜脱垂

B. 慢性浅表性胃炎

C. 慢性萎缩性胃炎

D. 早期胃癌

E. 胃神经症

26. 男,40 岁,胃大部切除术后 20 天,已进食,近几日进餐后不久即出现上腹部胀痛,随即呕吐,喷射性,呕吐物橙黄色,味苦,不含所进食物,吐后腹痛缓解,发作次数逐渐频繁,最可能的诊断为

A. 输出袢梗阻

B. 急性完全性输入袢梗阻

C. 慢性不完全性输入袢梗阻

D. 吻合口梗阻

E. 粘连性肠梗阻

27. 男性,48 岁,近日出现头痛,烦躁,多汗,心悸,呕吐,面色苍白,视力模糊,测血压 34.7/16.0kPa(260/120mmHg)。其诊断最可能是

A. 高血压脑病

B. 原发性高血压 3 期

C. 原发性高血压 2 期

D. 恶性高血压

E. 高血压危象

28. 男性,65 岁,因急剧胸痛 8 小时入院。含服硝酸甘油效果不佳,血压 168/95mmHg。心率 110 次/分,伴偶发室性期前收缩,心电图示胸导 ST 段上抬、T 波高尖。下列哪种治疗效果佳

A. 口服卡托普利

B. 口服地尔硫革

C. 静注利多卡因

D. 口服美西律

E. 静注美多洛尔,继以口服

29. 女性,65 岁,因突然恶心、呕吐、头痛及不能行走来急诊。患者神志清醒,血压 244/150mmHg。神经系统检查发现有向上及向左外侧凝视麻痹。瞳孔 3mm,等大,有对光反应。左侧周围性面瘫与左侧上下肢共济失调。四肢肌力正常,两侧足跖反射阳性,感觉正常。最可能的诊断是

A. 左侧椎动脉闭塞

B. 左侧颈内动脉闭塞

C. 脑桥出血

D. 丘脑出血

E. 小脑出血

30. 男性,52 岁,确诊 2 型糖尿病 1 年,予合理饮食和运动治疗并口服二甲双胍 500mg,每日 3 次。查体:身高 173cm,体重 78kg,血压 130/90mmHg。肺和腹部检查未见异常。复查空腹血糖 5.2mmol/L,三餐后 2 小时血糖分别为 11.4mmol/L、13.1mmol/L 和 12.6mmol/L,下一步最合理的治疗是

A. 二甲双胍加大剂量

B. 改用胰岛素

C. 改用磺脲类降血糖药

D. 加用磺脲类降血糖药

E. 加用 α - 葡萄糖苷酶抑制剂

31. 女性,25 岁。突发寒战、高热、腰痛、尿频、尿痛 1 周,体温 39.5℃,两侧肋腰点压痛,普通尿培养阴性,治疗效果不佳,在改用抗生素的同时,首选哪项检查

A. 腹部平片

B. 静脉肾盂造影

C. 肾图

D. 尿高渗性培养

E. 腹部 B 超

32. 男性,42 岁。间断咳嗽、咳痰带血 3 个月,乏力、纳差伴尿少、浮肿 1 周。查体:贫血貌,血压高。化验尿蛋白(+++),沉渣红

细胞 8 ~ 10 个/HP,血红蛋白 80g/L,血肌
酐及尿素均升高,抗肾小球基底膜抗体
(-),AHCA(+)。其肾活检最可能的免
疫病理所见是

A.IgG 及 C3 呈线条状沉积于毛细血管壁

B.IgG 及 C3 呈细颗粒状沿毛细血管壁沉
积

C.IgG 及 C3 呈颗粒状沉积于系膜区及毛
细血管壁

D.无或仅微量免疫沉积物

E.IgG、IgA、IgM、C3、C1q 呈多部位沉积

33.男性,40 岁,体重 60kg,患弥漫性腹膜炎 3
天,恶心呕吐、腹胀、四肢无力、神情淡漠,
血清钾 3.1mmol/L,应诊断为

A.低钾血症

B.高钾血症

C.代谢性酸中毒

D.呼吸性酸中毒

E.代谢性碱中毒

34.患者,男,65 岁。动则气急,欲便无力,排
便时有肿物自肛门内脱出,严重时走路、咳
嗽均有脱出,须手助复位,伴有少量出血,
舌淡苔薄,脉细。其诊断是

A.Ⅰ期内痔

B.Ⅱ期内痔

C.Ⅲ期内痔

D.肛乳头肥大

E.炎性混合痔

35.患者 34 岁,子宫肌瘤行子宫切除术,硬膜
外麻醉顺利,探查与牵拉子宫时,血压由
120/80mmHg 下降至 90/60mmHg,心率由
80 次/分降至 50 次/分,可能原因是

A.失血

B.神经反射

C.局麻药毒性反应

D.患者精神过度紧张

E.输液反应

36.某男,28 岁,主诉终末尿痛,尿频,腰骶及
会阴部坠胀 2 月余,便后或晨起后发现尿
道口有白色分泌物,腰酸,乏力。前列腺液
检查 WBC15 ~ 20 个/HP,磷脂小体减少。
舌红苔黄脉细数。诊断为精浊,属

A.瘀血阻络

B.阴虚火旺

C.湿热蕴结

D.肾阳虚损

E.热毒蕴结

37.男孩,2 岁,右侧阴囊肿大,直立时阴囊肿
大明显,平卧时消失,阴囊光滑如水晶,透
光试验阳性,苔薄白,脉细滑,诊断为水疝,
治宜

A.温肾通阳,化气行水

B.清热利湿,行气利水

C.温肾散寒,化气行水

D.活血化瘀,行气利水

E.补中益气,健脾化湿

38.女患者,30 岁,每于经前吐血、衄血,量较
多,色鲜红,心烦易怒,两胁胀满,口苦咽
干,月经量少,舌红,苔黄,脉弦数。治疗最
佳方剂是

A.清肝引经汤

B.清经散

C.清热调血汤

D.加味逍遥丸

E.清金降火汤

39.患者,女,35 岁,人工流产 2 次,自然流产 3
次,现停经 48 天,阴道少量下血,色淡黯,
质稀,头晕耳鸣,腰膝酸软,小便频数,舌
淡,苔白,脉沉滑无力,治疗首选方剂是

A.加味圣愈汤

B.加味阿胶汤

C. 举元煎

D. 补肾固冲丸

E. 寿胎丸

40. 女患者,27 岁,半年前曾人工流产,术后即出现经行腹痛,阴部空坠,月经量少,色淡质稀,神疲乏力,纳少便溏,舌淡,脉细弱。治疗最佳方剂是

A. 八珍汤

B. 调肝汤

C. 膈下逐瘀汤

D. 圣愈汤

E. 金匮温经汤

41. 女患者,28 岁,每于经期吐血、衄血,量少,色黯红,平时手足心热,潮热咳嗽,咽干口渴,月经先期,量少,舌红,苔花剥,脉细数。治疗最佳方剂是

A. 清肝引经汤

B. 顺经汤

C. 清经散

D. 加味逍遥散

E. 清热固经汤

42. 女患者,30 岁,带下量多,色白质黏,无臭气,神疲肢倦,纳少便溏,面色萎黄,舌淡,苔白腻,脉缓弱,治疗最佳方剂是

A. 内补丸

B. 知柏地黄汤

C. 止带方

D. 易黄汤

E. 完带汤

43. 女患者,37 岁,月经量少一年,现月经 4 个月未行,五心烦热,两颧潮红,舌红,少苔,脉细数。治疗首选方剂是

A. 归肾丸

B. 苍附导痰丸

C. 知柏地黄丸

D. 加减一阴煎

E. 杞菊地黄丸

44. 患者,女,27 岁,药物流产 3 次,现停经 50 天,查尿妊娠试验阳性,阴道出血 5 天,量少,色淡红,腰酸腹痛头晕眼花,心悸失眠,面色萎黄,舌淡少苔,脉细滑,治疗首选方剂是

A. 寿胎丸

B. 举元煎

C. 苎根汤

D. 加味阿胶汤

E. 保阴煎

45. 患者,女,29 岁,发现子宫肌瘤 1 年,停经 46 天,查尿妊娠试验阳性,近 1 周阴道少量下血,色黯红,腰酸,小腹坠痛,舌黯红,苔白,脉沉涩,治疗最佳方剂是

A. 桂枝茯苓丸加味

B. 苎根汤

C. 加味阿胶汤

D. 加味圣愈汤

E. 固下益气汤

46. 患者,女,34 岁,每于经行肢体肿胀,胸闷不舒,心烦易怒,苔薄白,脉弦细。治疗首选方剂是

A. 逍遥散

B. 真武汤

C. 苓桂术汁汤

D. 八物汤

E. 参苓白术散

47. 女患者,20 岁,14 岁初潮,月经规律,18 岁时因高考紧张,月经紊乱,时而闭经,时而经行不止。现又阴道出血 15 天,开始量多,近 3 天减少,色淡质稀,气短神疲,手足不温,舌淡,苔薄白,脉细弱。治疗首选方剂是

A. 保阴煎

B. 清热固经汤

C. 右归丸

D. 左归丸

E. 固本止崩汤

48. 患儿,9 岁。水肿从眼睑开始,迅速波及全身,皮肤光亮,按之凹陷即起,尿少色赤,伴咽红肿痛,肢体酸痛,苔薄白,脉浮。其治法是

A. 疏风宣肺,利水消肿

B. 清热利湿,凉血止血

C. 清热解毒,淡渗利湿

D. 温运中阳,行气利水

E. 滋阴补肾,淡渗利水

49. 患者,男,22 岁。头痛,以后头部为主,阵发作,痛如锥刺,时有胀痛,每当受风或劳累时疼痛加重,舌苔薄,脉弦。治疗应首选

A. 后顶、天柱、昆仑、阿是穴

B. 百会、通天、行间、阿是穴

C. 上星、头维、合谷、阿是穴

D. 通天、头维、太冲、阿是穴

E. 头临泣、目窗、前顶、阿是穴

50. 女性,45 岁。肉眼血尿,膀胱镜检见右侧壁有一 1.5cm×1cm 乳头状新生物,有蒂,病理检查分期为 T1 期,首选治疗方法是

A. 膀胱全切除

B. 化疗

C. 电切

D. 放疗

E. 膀胱部分切除

二、B 型题 （标准配伍题）

答题说明

以下提供若干组考题,每组考题共用在考题前列出的 A、B、C、D、E 五个备选答案。请从中选择一个与问题关系最密切的答案。某个备选答案可能被选择一次、多次或不被选择。

(51 ~ 53 题共用题干)

男性,27 岁。感冒未愈,近几日多食辛辣,昨天出现阵寒,继而壮热,咳嗽气急咳吐黄绿色浊痰,腥臭味,胸痛不得转侧,口干咽燥,苔黄腻,脉滑数。

51. 根据患者的临床表现,按照中医的辨证体系,此类疾病应考虑为

A. 外感发热

B. 痰热咳嗽

C. 胸痹

D. 肺痈

E. 喘证

52. 如此,所采用的治疗方法为

A. 清肺解表

B. 清热化痰

C. 清肺化瘀

D. 清热排脓

E. 清肺化痰

53. 若患者咳浓浊痰,腥臭味严重,治疗方药宜选用

A. 如金解毒散合犀黄丸

B. 加味桔梗汤加减

C. 薏苡仁汤加减

D. 二陈汤合清肺汤

E. 麻杏石甘汤加减

(54 ~ 56 题共用题干)

患者,女,54 岁。缘于暴怒,突然昏倒,不省人事,牙关紧闭,面赤唇紫,舌红,脉多沉弦。

54. 根据上述临床表现及病史,按照中医的辨证理论,考虑诊断及辨证分型为

A. 气厥之实证

B. 气厥之虚证
C. 血厥之实证
D. 血厥之虚证
E. 痰厥

55. 如此,应采取下列哪种治疗方法
　A. 行气豁痰
　B. 补养气血
　C. 活血顺气
　D. 补气回阳
　E. 顺气开郁

56. 此时,根据上述辨证特点,应选用的最佳方剂为
　A. 五磨饮子
　B. 通瘀煎
　C. 四味回阳饮
　D. 人参养营汤
　E. 导痰汤

(57~59题共用题干)
　患者,男,28岁。昨晚贪凉后出现泄泻,大便如水样,伴腹痛肠鸣,脘闷纳呆,鼻塞流涕,头身疼痛,舌苔薄白,脉濡缓。

57. 根据患者上述临床特征,此患者中医应辨证为
　A. 寒湿泄泻
　B. 湿热泄泻
　C. 暑湿泄泻
　D. 食滞泄泻
　E. 脾虚泄泻

58. 若此病例出现恶寒发热,体温37.8℃,鼻塞流清涕,头身疼痛明显,治疗宜用
　A. 藿香正气散
　B. 藿香正气散加银花、连翘
　C. 藿香正气散加荆芥、防风
　D. 藿香正气散加香薷、佩兰
　E. 藿香正气散加蝉蜕

59. 若此病例症见胸闷腹胀,尿少,纳呆,肢体倦怠,苔白腻,治宜用
　A. 痛泻要方加减

B. 柴胡疏肝散
C. 附子理中汤
D. 胃苓汤加减
E. 温脾汤

(60~62题共用题干)
　一年轻患者,男,24岁。夏秋季因饮食不慎出现泄泻腹痛,泻而不爽,胸腹满闷,口干不欲饮,舌苔微黄而腻,脉濡缓。

60. 根据患者上述临床特征,应诊断为
　A. 寒湿型泄泻
　B. 食滞型泄泻
　C. 湿重于热泄泻
　D. 热重于湿泄泻
　E. 脾虚泄泻

61. 根据上述辨证特点,下列治法中何者为宜
　A. 清热利湿,分利小便
　B. 清热燥湿,理气宽中
　C. 解表散寒,芳香化湿
　D. 清暑化湿
　E. 健脾化湿

62. 下列方剂中针对本病证治疗应首选的方剂为
　A. 藿香正气散
　B. 参苓白术散
　C. 新加香薷饮
　D. 葛根芩连汤合五苓散
　E. 葛根芩连汤合平胃散

(63~65题共用题干)
　某患者女性,45岁,近20天来往来寒热,三日一发,热少寒多,伴胸闷,神疲倦怠,口不渴,舌苔白腻,脉弦。

63. 此患者应辨为何型疟疾
　A. 正疟
　B. 温疟
　C. 寒疟
　D. 热瘅
　E. 冷瘴

64. 治疗以下列何者为宜
    A. 祛邪截疟,和解表里
    B. 清热解表,和解祛邪
    C. 解毒祛瘴,芳化湿浊
    D. 益气养血,扶正祛邪
    E. 和解表里,温阳祛邪

65. 最佳治疗方剂为
    A. 柴胡桂枝干姜汤合截疟七宝饮
    B. 加味不换金正气散
    C. 何人饮
    D. 清瘴汤
    E. 白虎加桂枝汤

(66~69题共用题干)

患者女性,50岁,发热寒战,每日中年发作,发时热多寒少,口渴饮冷,便秘尿赤,头痛,汗出不畅,舌质红,苔黄,脉弦。

66. 此患者应诊断为何型疟疾
    A. 正疟
    B. 劳疟
    C. 温疟
    D. 疟母
    E. 寒疟

67. 若出现胸中烦闷不舒,气短,汗出较多,无周身酸痛,可选用何方治疗
    A. 白虎加桂枝汤加减
    B. 截疟七宝饮
    C. 清瘴汤加减
    D. 何人饮
    E. 白虎加人参汤加减

68. 若疟疾日久,患者倦怠乏力,短气懒言,形体消瘦,面色萎黄,遇劳则发疟疾,舌质淡,苔白,脉细弱,此为
    A. 劳疟
    B. 疟母
    C. 正疟
    D. 温疟
    E. 寒疟

69. 若久疟不愈,气机郁滞,血行不畅,瘀血痰

浊,结于左胁之下,形成痞块,此时治疗当选何方为宜
    A. 八珍汤
    B. 鳖甲煎丸
    C. 何人饮
    D. 清瘴汤
    E. 不换金正气散

(70~74题共用题干)

患者,男,32岁,患有阳痿1年余,时有滑精,精薄清冷,腰以下怕冷,腰酸腿软,夜尿清长,头晕目眩,失眠多梦,健忘耳鸣,面色㿠白,舌淡胖,苔薄白,脉沉细,尺脉尤其。

70. 其诊断为
    A. 中气下陷
    B. 命门火衰
    C. 肝郁不舒
    D. 心脾亏虚
    E. 脾肾两虚

71. 其治法是
    A. 补中益气
    B. 温肾壮阳
    C. 疏肝解郁
    D. 补益心脾
    E. 温肾益脾

72. 其选方为
    A. 补中益气汤
    B. 赞育丸
    C. 逍遥散
    D. 归脾汤
    E. 四神丸

73. 若滑精频繁,精薄清冷,可加
    A. 人参、黄芪、附子
    B. 覆盆子、金樱子、益智仁
    C. 枸杞、菟丝子
    D. 韭子、乌梅
    E. 桑椹子、五味子

74. 若火衰不甚,精血薄弱,可予
    A. 济生肾气丸

B. 左归丸

C. 右归丸

D. 金匮肾气丸

E. 六味地黄丸

(75～77题共用题干)

患者,女性,40岁。因受精神刺激,出现精神抑郁,胸部闷塞,胁肋胀满,咽中如有物梗塞,吞之不下,咯之不出,苔白腻,脉弦滑。

75. 应诊断为

A. 虚火喉痹

B. 郁证梅核气

C. 噎嗝

D. 郁证脏躁

E. 癫证

76. 治疗宜选用

A. 柴胡疏肝散

B. 甘麦大枣汤

C. 半夏厚朴汤

D. 归脾汤

E. 丹栀逍遥散

77. 其病机为

A. 肝郁气滞,脾胃失和

B. 肝郁化火,横逆犯胃

C. 营阴暗耗,心神失养

D. 脾失健运,气血不足

E. 气郁痰凝,阻滞胸咽

(78～82题共用题干)

患者,男性,63岁,头摇肢颤5年余,筋脉拘挛,畏寒肢冷,四肢麻木,心悸懒言,动则气短,自汗,小便清长,舌质淡,苔薄白,脉沉迟无力。

78. 该病证候为

A. 阳气虚衰

B. 肾阳虚

C. 脾肾阳虚

D. 肾阴虚

E. 脾气虚

79. 治则为

A. 健脾益肾,舒筋活络

B. 滋阴补肾,濡养筋脉

C. 补肾助阳,温煦筋脉

D. 健脾益气,以养筋脉

E. 温补肾阳

80. 代表方剂是

A. 六味地黄丸

B. 大补元煎

C. 归脾汤

D. 金匮肾气丸

E. 地黄饮子

81. 若患者大便稀溏较著者,可加用

A. 补肾脂、肉豆蔻

B. 干姜、肉豆蔻

C. 肉桂、干姜

D. 肉桂、吴茱萸

E. 五味子、吴茱萸

82. 若出现心悸者,可加用

A. 茯神、远志

B. 远志、柏子仁

C. 酸枣仁、柏子仁

D. 朱砂、磁石

E. 龙骨、牡蛎

(83～86题共用题干)

某患者,女,23岁,一日洗澡时偶然发现左侧乳头下方可及一椭圆形肿块,边界清楚,推之可移,无明显疼痛,乳房局部皮肤无明显异常。

83. 对该患者做出诊断首选

A. B超检查

B. 螺旋CT

C. 磁共振

D. 病理检查

E. 平片

84. 上患者诊断考虑

A. 乳痨

B. 乳核

C. 乳痈

D. 乳癖

E. 乳疬

85. 根据以上描述,本病主要当与哪种乳房疾病相鉴别

　　A. 乳痈

　　B. 乳岩

　　C. 乳发

　　D. 乳疬

　　E. 乳癖

86. 上例患者首选何治疗方法

　　A. 中药外敷

　　B. 口服中药治疗

　　C. 手术切除

　　D. 抗结核治疗

　　E. 调畅情志

(87~88 题共用题干)

女患者,妊娠 7 个月,先脚肿渐及于腿,皮色不变,按之即起,伴头晕胸闷等,苔薄腻,脉弦滑。

87. 治疗宜选

　　A. 苓桂术甘汤

　　B. 五苓散

　　C. 天仙藤散

　　D. 五皮散

　　E. 防己黄芪汤

88. 如湿阻明显,见有头昏头重,胸闷呕恶,纳少便溏等,应选下列何方较好

　　A. 白术散

　　B. 茯苓导水汤

　　C. 真武汤

　　D. 天仙藤散

　　E. 四苓散

(89~90 题共用题干)

女患者,19 岁,月经尚未初潮,平时腰膝酸软,头晕耳鸣,舌淡红,少苔,脉细涩。

89. 中医治法是

　　A. 补肾养肝调经

　　B. 益气养血调经

　　C. 养阴清热调经

　　D. 理气活血调经

　　E. 温经散寒,活血调经

90. 治疗最佳方剂是

　　A. 苍附导痰丸

　　B. 血府逐瘀汤

　　C. 人参养荣汤

　　D. 八珍益母丸

　　E. 归肾丸

(91~93 题共用题干)

患者,女,31 岁,经期面浮肢肿,面色晦暗,夜尿频多,大便溏薄,神疲乏力,腰膝酸冷,平素带下量多,色清质稀,婚后 4 年未孕。

91. 其脉象多见

　　A. 沉迟无力

　　B. 细弱

　　C. 沉细数

　　D. 沉紧

　　E. 缓滑

92. 其舌质,舌苔多见

　　A. 舌黯,苔薄白

　　B. 舌淡,苔薄白

　　C. 舌体胖,苔白腻

　　D. 舌黯,苔白腻

　　E. 舌淡,苔白腻

93. 其月经经期、量、色、质为

　　A. 月经先期,量多,色淡,质稀

　　B. 月经先期,量少,色淡黯,质稀

　　C. 月经后期,量少,色淡,质稀

　　D. 月经后期,量少,色淡,质黏

　　E. 月经先后无定期,量多,色淡,质稀

(94~96 题共用题干)

某女,顽固性失眠、口舌生疮 1 年,昨日起又声音突然嘶哑。上下口唇有多个疱疹,或结痂,或渗出。舌质红,尖有芒刺,边尖并有多个

米粒至绿豆大小的深浅不一的溃疡,溃疡面新旧不一,色多偏红。脉左寸滑数。

94. 其治疗应先治其

    A. 失眠

    B. 口舌生疮

    C. 失音

    D. 失眠与口舌生疮

    E. 口舌生疮与失音

95. 治疗此女失眠应首选

    A. 极泉

    B. 通里

    C. 少海

    D. 神门

    E. 阴郄

96. 治疗此女口舌生疮应首选

    A. 通里

    B. 少海

    C. 青灵

    D. 少府

    E. 神门

(97 ~ 98 题共用题干)

患者,男性,左眼视力突然下降,可辨人物。

97. 如果这个患者患的是视网膜中央动脉阻塞,眼底检查最具特点的表现是

    A. 视乳头水肿

    B. 视乳头色红

    C. 视网膜动脉细

    D. 视网膜见片状出血

    E. 黄斑区呈樱桃红色

98. 若患的是中央静脉阻塞,眼底检查最具特点的表现是

    A. 视乳头充血

    B. 视乳头水肿

    C. 视网膜见广泛片状出血

    D. 视网膜出血呈放射状

    E. 眼底静脉纡曲怒张

(99 ~ 100 题共用题干)

女患者,时有小腹疼痛拒按,有灼热感,伴腰骶胀痛,带下量较多,黄稠,有臭味,外阴偶有痒感,小便短黄,经期腹痛较平日加重,月经量稍多,色黯。舌红,苔黄腻,脉弦滑而数。

99. 其首要诊断为

    A. 带下病

    B. 妇人腹痛

    C. 痛经

    D. 月经过多

    E. 阴痒

100. 其治法是

    A. 散寒除湿,化瘀止痛

    B. 补血养营,和中止痛

    C. 清热除湿,化瘀止痛

    D. 温肾助阳,暖宫止痛

    E. 行气活血,化瘀止痛

参 考 答 案

基 础 知 识

1. A	2. D	3. D	4. A	5. E	6. C	7. E	8. B	9. C	10. A
11. C	12. D	13. A	14. C	15. C	16. C	17. D	18. D	19. C	20. C
21. D	22. E	23. C	24. D	25. B	26. C	27. C	28. D	29. C	30. D
31. A	32. E	33. A	34. C	35. E	36. C	37. D	38. C	39. A	40. B
41. A	42. D	43. B	44. B	45. B	46. E	47. B	48. D	49. A	50. E
51. D	52. E	53. D	54. D	55. C	56. B	57. B	58. D	59. E	60. C
61. C	62. A	63. E	64. C	65. A	66. B	67. B	68. D	69. E	70. C
71. B	72. B	73. A	74. D	75. C	76. B	77. B	78. C	79. B	80. A
81. A	82. C	83. C	84. B	85. A	86. B	87. B	88. A	89. B	90. A
91. E	92. A	93. A	94. C	95. B	96. E	97. C	98. A	99. A	100. E

相 关 专 业 知 识

1. A	2. E	3. E	4. C	5. C	6. B	7. D	8. C	9. B	10. C
11. D	12. B	13. A	14. C	15. D	16. E	17. B	18. D	19. A	20. C
21. E	22. D	23. A	24. D	25. A	26. D	27. D	28. D	29. A	30. B
31. D	32. E	33. B	34. D	35. B	36. E	37. E	38. D	39. E	40. B
41. E	42. D	43. B	44. D	45. E	46. D	47. A	48. C	49. E	50. D
51. B	52. E	53. D	54. D	55. D	56. B	57. A	58. E	59. B	60. D
61. E	62. C	63. C	64. C	65. E	66. C	67. A	68. B	69. B	70. E
71. E	72. B	73. B	74. C	75. B	76. A	77. C	78. A	79. B	80. E
81. B	82. A	83. C	84. B	85. C	86. A	87. D	88. B	89. A	90. C
91. C	92. C	93. B	94. A	95. E	96. D	97. C	98. A	99. C	100. B

专 业 知 识

1. C	2. A	3. E	4. A	5. A	6. D	7. E	8. D	9. C	10. E
11. C	12. C	13. C	14. D	15. A	16. C	17. A	18. E	19. A	20. D
21. C	22. B	23. D	24. A	25. B	26. B	27. D	28. A	29. D	30. B
31. A	32. C	33. B	34. A	35. C	36. E	37. B	38. E	39. C	40. E
41. E	42. C	43. B	44. D	45. C	46. E	47. C	48. A	49. E	50. E
51. E	52. D	53. C	54. E	55. C	56. A	57. E	58. B	59. A	60. C
61. A	62. B	63. E	64. A	65. C	66. D	67. A	68. B	69. D	70. D
71. B	72. A	73. B	74. A	75. B	76. A	77. A	78. C	79. C	80. E
81. C	82. D	83. D	84. A	85. C	86. D	87. A	88. D	89. E	90. A
91. C	92. D	93. A	94. E	95. C	96. B	97. B	98. C	99. A	100. C

专业实践能力

1. C	2. E	3. D	4. D	5. E	6. D	7. B	8. D	9. B	10. B
11. B	12. E	13. C	14. A	15. C	16. C	17. D	18. A	19. E	20. C
21. A	22. A	23. A	24. E	25. B	26. C	27. E	28. E	29. E	30. E
31. D	32. D	33. A	34. C	35. B	36. C	37. A	38. A	39. E	40. D
41. B	42. E	43. D	44. C	45. A	46. D	47. E	48. A	49. A	50. C
51. D	52. C	53. A	54. C	55. C	56. B	57. A	58. C	59. D	60. C
61. B	62. E	63. C	64. E	65. A	66. C	67. E	68. A	69. B	70. B
71. B	72. B	73. B	74. B	75. B	76. C	77. E	78. A	79. C	80. E
81. B	82. B	83. A	84. B	85. B	86. C	87. C	88. B	89. A	90. E
91. A	92. B	93. C	94. C	95. D	96. D	97. E	98. D	99. B	100. C

全国中医药专业技术资格考试

全科医学（中医类）专业（中级）押题秘卷（三）

考试日期：　　　年　　月　　日

考生姓名：_____

准考证号：_____

考　　点：_____

考 场 号：_____

一、A 型题 (单句型最佳选择题)

> **答题说明**
>
> 以下每一道考题下面有 A、B、C、D、E 五个备选答案。请从中选择一个最佳答案。

1. 从冬至春及夏的气温变化,说明阴阳之间的关系是
   - A. 阴阳平衡
   - B. 互根互用
   - C. 消长平衡
   - D. 相互转化
   - E. 交感互藏

2. 五行中"土"的特性是
   - A. 润下
   - B. 稼穑
   - C. 从革
   - D. 曲直
   - E. 炎上

3. 用阴阳学说来说明人体的组织结构,肾的属性是
   - A. 阳脏
   - B. 阳中之阳脏
   - C. 阳中之阴脏
   - D. 阴中之阳脏
   - E. 阴中之阴脏

4. 脏腑相关理论中,与呼吸功能关系最密切的脏腑是
   - A. 肺与肝
   - B. 肺与心
   - C. 肺与肾
   - D. 肺与脾
   - E. 心与肾

5. 水谷精微的转输布散主要依赖的脏腑功能是
   - A. 胃主腐熟
   - B. 小肠主受盛化物
   - C. 脾主运化
   - D. 肝主疏泄
   - E. 肾阳主温煦

6. 下列各项中,与女子胞的功能关系最为密切的是
   - A. 心肝脾脏、冲脉、督脉
   - B. 心肺肾脏、阳明脉、带脉
   - C. 心肾脏、冲脉、任脉、督脉
   - D. 心脾脏、冲脉、任脉、带脉
   - E. 心肝脾肾脏、冲脉、任脉

7. "元气"运行的通道是
   - A. 经脉
   - B. 脏腑
   - C. 腠理
   - D. 三焦
   - E. 血脉

8. 防止精、血、津液等物质流失,主要依赖气的
   - A. 温煦作用
   - B. 推动作用
   - C. 防御作用
   - D. 固摄作用
   - E. 气化作用

9. 起于胞中的奇经是
   - A. 阴维脉、阴跷脉
   - B. 阳维脉、阳跷脉
   - C. 冲脉、任脉、督脉
   - D. 任脉、督脉、带脉
   - E. 任脉、冲脉、带脉

10. 足三阳经的走向是
    - A. 从手走头

B. 从头走足

C. 从头走手

D. 从足走头

E. 从足走腹

11. 在头面部,手太阳经主要分布的部位是

　　A. 头项

　　B. 头后

　　C. 侧头部

　　D. 面颊部

　　E. 额部

12. 下列影响疫疬的发生与流行的因素不确切的是

　　A. 气候的反常变化

　　B. 社会因素

　　C. 预防隔离工作

　　D. 精神状态

　　E. 环境条件

13. 所谓"六淫",指的是

　　A. 风、寒、热、湿、燥、火

　　B. 六种正常的气候变化

　　C. 六种病理变化现象

　　D. 六种不同的气候变化

　　E. 六种外感病邪的统称

14. 下列各项中,不可能为内生邪气的是

　　A. 风邪

　　B. 寒邪

　　C. 暑邪

　　D. 湿邪

　　E. 火邪

15. 感邪后缓慢发病,这种发病形式是

　　A. 复发

　　B. 继发

　　C. 合病

　　D. 并病

E. 徐发

16. 与正气的强弱相关的因素是

　　A. 气候变化

　　B. 工作环境

　　C. 精神状态

　　D. 居住的地域条件

　　E. 情志变化

17. 真寒假热证的病机是

　　A. 阴盛格阳

　　B. 阳盛格阴

　　C. 阳虚则寒

　　D. 阴盛则寒

　　E. 阴损及阳

18. 不属于疾病基本病机的是

　　A. 邪正盛衰

　　B. 气血失常

　　C. 外感六淫

　　D. 阴阳失调

　　E. 津液代谢失常

19. 正不敌邪或正气持续衰弱以致气不能内守,可导致

　　A. 气陷

　　B. 气脱

　　C. 气郁

　　D. 气结

　　E. 气闭

20. 以下属于脾的生理功能失调的是

　　A. 脾气虚损

　　B. 水湿中阻

　　C. 脾阳亢盛

　　D. 脾血不足

　　E. 脾阴失调

21. 疾病分布是指

A. 民族分布、性别分布、职业分布

B. 时间分布、地区分布、人群分布

C. 城乡分布、年龄分布、民族分布

D. 民族分布、年龄分布、职业分布

E. 年龄分布、城乡分布、季节分布

22. 预防医学是研究

A. 人体健康与环境的关系

B. 个体与群体的健康

C. 人群的健康

D. 社会环境与健康的关系

E. 健康和无症状患者

23. 病例对照研究中,调查对象应当是

A. 病例组选择怀疑患某种疾病的人,对照组选择未患某种疾病的人

B. 病例组为确定患某种疾病的人,对照组为怀疑患某种疾病的人

C. 病例和对照均未确定患某种疾病

D. 病例和对照均是患某种疾病的人

E. 病例应是确定患某种疾病的人,对照是不患某种疾病的人

24. 可吸入颗粒物是指能长时间漂浮于空气中很容易进入呼吸道和肺的颗粒物,一般直径小于或等于

A. 5μm

B. 10μm

C. 2μm

D. 1μm

E. 15μm

25. 不属于环境污染引起的疾病是

A. 地方病

B. 传染病

C. 食物中毒

D. 职业病

E. 公害病

26. 健康促进的三个核心组成部分包括健康教育、健康保护和

A. 环境支持

B. 社会动员

C. 疾病预防

D. 发展能力

E. 政策倡导

27. 糖尿病的三级预防措施是

A. 医院治疗、社区管理、个人预防

B. 健康教育、高危筛查、患者管理

C. 积极锻炼、定期检查、注意休息

D. 定期检查、平衡膳食、健康教育

E. 平衡膳食、积极锻炼、心理调适

28. 中药的毒性是指

A. 配伍不当出现的反应

B. 药不对证出现的不良反应

C. 常规剂量出现的与治疗无关的不适反应

D. 中药的偏性

E. 服药后出现过敏反应

29. 按照药性升降浮沉理论,具有沉降性质的性味是

A. 苦,温

B. 辛,温

C. 苦,寒

D. 甘,寒

E. 咸,温

30. 桂枝具有的功效是

A. 发汗解表,温脾暖肝

B. 发汗解表,温经止血

C. 发汗解表,温胃止呕

D. 发汗解肌,温经通阳,助阳化气

E. 发汗解表,宣肺平喘,利水消肿

31. 下列各项,不属蝉蜕功效的是

A. 疏散风热

B. 透疹止痒

C. 息风止痉

D. 明目退翳

E. 宣通鼻窍

32. 夏枯草的药用部位是

    A. 全草

    B. 枝叶

    C. 根

    D. 带花的果穗

    E. 叶片

33. 上可清肺,中可凉胃,下泻肾火的药物是

    A. 黄柏

    B. 栀子

    C. 知母

    D. 地骨皮

    E. 生地黄

34. 不属攻下药适应证的是

    A. 饮食积滞

    B. 虚寒泻痢

    C. 血热妄行

    D. 冷积便秘

    E. 大肠燥热

35. 下列各项,不属治疗风湿热痹的药组是

    A. 黄柏、蚕沙

    B. 木通、防己

    C. 独活、威灵仙

    D. 白鲜皮、薏苡仁

    E. 忍冬藤、络石藤

36. 下列各项,不属厚朴功效的是

    A. 行气

    B. 活血

    C. 燥湿

    D. 消积

    E. 平喘

37. 虎杖具有的功效是

    A. 活血调经,清热利湿,解毒消疮,化痰平喘

    B. 活血止血,清热解毒,利湿退黄,化痰止咳

    C. 活血定痛,清热利湿,解毒通便,化痰止咳

    D. 活血通络,祛湿退黄,清热解毒,利尿通便

    E. 活血消癥,利湿退肿,解毒疗疮,化痰通便

38. 既善疏肝,又能暖肝的药物是

    A. 肉桂

    B. 花椒

    C. 香附

    D. 山茱萸

    E. 吴茱萸

39. 既治疗肝气郁滞之胁肋作痛,又治疗食积不化的药物是

    A. 陈皮

    B. 青皮

    C. 柴胡

    D. 香附

    E. 川楝子

40. 既能消食健胃,又能回乳消胀的药物是

    A. 神曲

    B. 山楂

    C. 谷芽

    D. 麦芽

    E. 鸡内金

41. 生用活血通经,炒炭凉血止血的药物是

    A. 侧柏叶

    B. 茜草

    C. 苏木

    D. 刘寄奴

E. 艾叶

42. 既能够治疗肺胃出血,又能收敛止血,消肿
生肌的药物是
A. 白茅根
B. 生地黄
C. 仙鹤草
D. 白及
E. 血余炭

43. 马钱子的剂量是
A. 0.3～0.6g
B. 0.15～0.3g
C. 0.05～0.1g
D. 0.03～0.06g
E. 0.1～0.3g

44. 下列各项,既能活血,又能行气的药物是
A. 桃仁
B. 红花
C. 丹参
D. 川芎
E. 五灵脂

45. 既能活血调经,祛瘀止痛,又能凉血消痈,
除烦安神的药物是
A. 丹参
B. 郁金
C. 五灵脂
D. 红花
E. 桃仁

46. 具有镇静安神,利尿通淋功效的药物是
A. 朱砂
B. 磁石
C. 琥珀
D. 龙骨
E. 牡蛎

47. 下列选项,不属凉肝息风药的药组是
A. 牛黄、羚羊角
B. 菊花、钩藤
C. 蚤休、熊胆
D. 胆南星、全蝎
E. 玳瑁、珍珠

48. 治疗肺脾气虚,人参的最佳代用品是
A. 西洋参
B. 太子参
C. 沙参
D. 玄参
E. 党参

49. 下列选项,不属乌梅功效的是
A. 敛肺止咳
B. 益气生津
C. 生津止渴
D. 涩肠止泻
E. 安蛔止痛

50. 蟾酥具有的功效是
A. 杀虫,解毒,止痛
B. 清热,开窍醒神
C. 解毒消痈,敛疮
D. 解毒,止痛,开窍醒神
E. 消痈止痛,蚀疮

51. 祛湿剂属于"八法"中的
A. 和法
B. 消法
C. 温法
D. 清法
E. 下法

52. 败毒散治疗痢疾,属
A. 以下代清法
B. 通因通用法
C. 提壶揭盖法

D. 增水行舟法

E. 逆流挽舟法

A. 脾、胃

B. 肺、脾

C. 肝、肾

D. 脾、肾

53. 黄龙汤组成中含有的药物是

A. 当归、玄参

B. 人参、生地

C. 大黄、枳壳

D. 桔梗、枳壳

E. 桔梗、枳实

E. 肝、脾

59. 下列病证,不宜使用固涩剂治疗的是

A. 血热崩漏

B. 肺虚久咳

C. 肾虚遗泄

D. 小便失禁

E. 崩漏带下

54. 方药配伍寓有"辛开苦降"之意的方剂是

A. 黄连解毒汤

B. 半夏泻心汤

C. 桂枝汤

D. 芍药汤

E. 泻白散

60. 天王补心丹中配伍茯苓的用意是

A. 利水

B. 宁心

C. 健脾

D. 渗湿

E. 消痰

55. 含有生地、知母的方剂是

A. 生脉散

B. 玉女煎

C. 九味羌活汤

D. 犀角地黄汤

E. 青蒿鳖甲汤

61. 下列方剂组成中不含有当归的是

A. 定喘汤

B. 暖肝煎

C. 温经汤

D. 苏子降气汤

E. 真人养脏汤

56. 阳和汤的主治病证是

A. 丹毒

B. 阴疽

C. 暗痱

D. 寒痹

E. 大头瘟

62. 下列各项,不属于暖肝煎组成药物的是

A. 生姜

B. 乌药

C. 茯苓

D. 吴茱萸

E. 枸杞子

57. 理中丸的配伍特点是

A. 培后天以养先天

B. 温阳与补血并用

C. 寓补益于温降之中

D. 温补并用,以温为主

E. 温补并用,以补为主

63. 主治血热妄行之上部出血的方剂是

A. 清营汤

B. 失笑散

C. 咳血方

58. 完带汤主治证的病位是

D. 十灰散

E. 小蓟饮子

C. 理气化痰,清胆和胃

D. 清泻肺热,止咳平喘

E. 润肺清热,理气化痰

64. 大定风珠主治证的病机特点是

A. 血虚动风

B. 内热动风

C. 阴虚动风

D. 肝风上扰

E. 风痰上扰

68. 具有健脾和胃、消食止泻功用的方剂是

A. 枳实导滞丸

B. 厚朴温中汤

C. 参苓白术散

D. 枳实消痞丸

E. 健脾丸

65. 生地、熟地同用的方剂是

A. 大定风珠

B. 地黄饮子

C. 百合固金汤

D. 六味地黄丸

E. 清燥救肺汤

69. 下列各项,不属于生化汤组成药物的是

A. 全当归

B. 炙甘草

C. 桃仁

D. 生姜

E. 川芎

66. 连朴饮的主治病证是

A. 湿温时疫

B. 湿热黄疸

C. 湿热霍乱

D. 湿热血淋

E. 热毒痢疾

70. 清营汤中体现"透热转气"配伍意义的药物是

A. 银花、生地

B. 连翘、黄连

C. 银花、麦冬

D. 银花、连翘

E. 黄连、银花

67. 清气化痰丸的功用是

A. 燥湿化痰,理气和中

B. 清热化痰,理气止咳

二、B型题 (标准配伍题)

答题说明

以下提供若干组考题,每组考题共用在考题前列出的A、B、C、D、E五个备选答案。请从中选择一个与问题关系最密切的答案。某个备选答案可能被选择一次、多次或不被选择。

(71~72题共用备选答案)

A. 怒

B. 喜

C. 悲

D. 恐

E. 思

71. 喜所胜的是

72. 恐所胜的是

(73~74题共用备选答案)

A. 咳喘咯痰

B. 恶心呕吐

C. 咽中梗阻,如有异物

D. 肠鸣辘辘有声

E. 咳喘倚息、不能平卧

E. 软坚

73. 痰阻于肺可见的症状是

81. 甘味药物具有的功能是

74. 饮停胸膈可见的症状是

82. 酸味药物具有的功能是

(75~76 题共用备选答案)

A. 治标

B. 正治

C. 反治

D. 补其偏衰

E. 因人制宜

(83~84 题共用备选答案)

A. 清热凉血,活血散瘀

B. 清热凉血,祛瘀止痛

C. 凉血活血,解毒透疹

D. 凉血止血,泻火解毒

E. 凉血退蒸,清泻肺热

75. "寒者热之"所属的治法是

83. 赤芍具有的功效是

76. "热因热用"所属的治法是

84. 牡丹皮具有的功效是

(77~78 题共用备选答案)

A. 预防为主

B. 三级预防

C. 强化社区行动

D. 人人享有卫生保健

E. 群众性自我保健

(85~86 题共用备选答案)

A. 燥湿健脾,祛风散寒

B. 化湿,解暑,止呕、

C. 燥湿温中,除痰截疟

D. 化湿行气,温中止泻,安胎

E. 化湿行气,止呕

77. 体现了新公共健康精神的项目是

85. 草果具有的功效是

78. 属于健康观内容的项目是

86. 砂仁具有的功效是

(79~80 题共用备选答案)

A. 散发

B. 暴发

C. 流行

D. 大流行

E. 散发或流行

(87~88 题共用备选答案)

A. 细辛

B. 花椒

C. 丁香

D. 小茴香

E. 高良姜

79. 一所中学在一天内突然发生数百名食物中毒病例是疾病流行强度的

87. 具有散寒止痛,温肺化饮功效的药物是

80. 一个地区过去每年流感发病率为 5%,今年的流感发病率为 30%,可以说是疾病流行强度中的

88. 具有温中止痛,杀虫功效的药物是

(89~90 题共用备选答案)

A. 大枣

B. 赤芍

C. 干姜

D. 白芍

E. 甘草

(81~82 题共用备选答案)

A. 发散

B. 缓急

C. 收敛

D. 泄降

89. 与生姜配伍,能调和营卫的药物是

90. 与桂枝配伍,能调和营卫的药物是

(91~92 题共用备选答案)

A. 枳实、半夏

B. 甘草、大枣

C. 白术、当归

D. 香附、柴胡

E. 枳壳、陈皮

91. 大柴胡汤组成中含有的药物是

92. 蒿芩清胆汤组成中含有的药物是

(93~94 题共用备选答案)

A. 清胃滋阴

B. 清胃凉血

C. 滋阴补肾

D. 养血疏肝

E. 滋阴疏肝

93. 一贯煎的功用是

94. 玉女煎的功用是

(95~96 题共用备选答案)

A. 心火亢盛证

B. 痰热扰心证

C. 痰蒙心包证

D. 热陷心包证

E. 寒闭证

95. 安宫牛黄丸的主治证是

96. 苏合香丸的主治证是

(97~98 题共用备选答案)

A. 止嗽散

B. 定喘汤

C. 小青龙汤

D. 苏子降气汤

E. 麻黄杏仁甘草石膏汤

97. 外感风寒,寒饮内停之咳喘,治宜选用

98. 外感风寒,痰热内蕴之咳喘,治宜选用

(99~100 题共用备选答案)

A. 葛根黄芩黄连汤

B. 痛泻要方

C. 白头翁汤

D. 芍药汤

E. 四神丸

99. 赤多白少之热毒痢疾者,治宜选用

100. 赤白相兼之湿热痢疾者,治宜选用

一、A 型题（单句型最佳选择题）

答题说明
以下每一道考题下面有 A、B、C、D、E 五个备选答案。请从中选择一个最佳答案。

1. 头晕胀痛,头重脚轻,舌红少津,脉弦细,是因
   A. 肝火上炎
   B. 肝阳上亢
   C. 气血亏虚
   D. 痰湿内阻
   E. 肾虚精亏

2. 月经先期,月经量多,色深红质稠,此属
   A. 血虚不荣
   B. 气虚不固
   C. 瘀阻胞络
   D. 血热内炽
   E. 脾肾虚损

3. 白昼视力正常,每至黄昏视物不清,称为
   A. 目昏
   B. 目眩
   C. 雀盲
   D. 目痛
   E. 目涩

4. 小儿上下口唇紧聚,不能吸吮,称为
   A. 口张
   B. 口噤
   C. 口撮
   D. 口振
   E. 口动

5. 人生来就有的基本面色,终生基本不变,称为
   A. 常色
   B. 主色
   C. 客色
   D. 善色

E. 恶色

6. 以下哪项不是"望目态"的范畴
   A. 瞳孔缩小
   B. 目睛凝视
   C. 睡眠露睛
   D. 胞睑下垂
   E. 目窠深陷

7. 以下哪项不是望舌态的内容
   A. 短缩舌
   B. 颤动舌
   C. 歪斜舌
   D. 裂纹舌
   E. 痿软舌

8. 足厥阴肝经与舌的关系是
   A. 络舌本
   B. 夹舌本
   C. 结于舌本
   D. 连舌本
   E. 散舌下

9. 镜面舌的主病是
   A. 胃阴枯竭,胃乏生气
   B. 营血亏虚,阳气虚衰
   C. 正气亏虚,痰浊未化
   D. 邪去正胜,胃气渐复
   E. 食积胃肠,痰浊内蕴

10. 精神抑郁,胸闷不畅时发出的长吁短声,称为
    A. 音哑
    B. 失音
    C. 瘖

D. 鼻鼾

E. 太息

11. 口气酸臭者,属

A. 口腔不洁

B. 溃腐脓疡

C. 食积胃肠

D. 牙疳

E. 龋齿

12. 郑声的病因是

A. 心气虚衰,神气不足

B. 脏气衰竭,心神散乱

C. 气郁痰阻,蒙蔽心神

D. 热邪扰动心神

E. 瘀血阻碍心窍

13. 具有绷急弹指,如牵绳转索特征的脉象是

A. 弦脉

B. 实脉

C. 滑脉

D. 紧脉

E. 革脉

14. 具有脉短如豆,滑数有力特征的脉象是

A. 滑脉

B. 数脉

C. 动脉

D. 疾脉

E. 促脉

15. 三部脉举之无力,按之空虚,应指松软者,其脉象是

A. 虚脉

B. 缓脉

C. 短脉

D. 濡脉

E. 弱脉

16. 下列不符合虚证临床表现的是

A. 腹胀满不减

B. 五心烦热

C. 午后微热

D. 声低息微

E. 畏寒喜加衣被

17. 患者恶寒重发热轻,头身疼痛,无汗,脉浮紧,此为

A. 表实热证

B. 表实寒证

C. 里实热证

D. 里实寒证

E. 表里实寒证

18. 下列证候除哪项外,均可由失血引起

A. 亡阴

B. 亡阳

C. 肝风内动

D. 血虚

E. 真阴不足

19. 下列对"气虚"的解释哪项最恰当

A. 宗气不足

B. 真气不足

C. 中气下陷

D. 元气不足

E. 精气不足

20. 形体瘦弱,面色无华,精神不振者,多为

A. 阳气不足

B. 阴血不足

C. 精气不足

D. 津液不足

E. 宗气不足

21. 大便干燥如羊屎,艰涩难下,数日一行,腹胀作痛,属

A. 肠热腑实证

B. 肠燥津亏证

C. 肠气滞证

D. 肠道湿热证

E. 胃阴虚证

22. 湿热蕴脾与寒湿困脾证的主要区别是

A. 脘腹胀闷

B. 恶心欲呕

C. 纳呆少食

D. 肢身困重

E. 舌苔黄腻

23. 以心悸多梦，眩晕肢麻，经少色淡，爪甲不荣为主要表现的证候是

A. 心肝血虚证

B. 心脾气血虚证

C. 肝肾阴虚证

D. 心肾不交证

E. 心肺气虚证

24. 下列哪项属温病传变中的逆传

A. 病从卫分传入气分

B. 病从气分传入营分

C. 病从上焦传入中焦

D. 病从中焦传入下焦

E. 病从肺卫传入心包

25. 少儿生长发育迟缓，身体矮小，囟门迟闭，智力低下，骨骼痿软，舌淡，脉弱，属

A. 肾阳虚证

B. 肾虚水泛证

C. 肾精不足证

D. 肾阴虚证

E. 肾气不固证

26. 腹痛伴里急后重常见于

A. 细菌性痢疾

B. 伤寒

C. 副伤寒

D. 肠结核

E. Crohn 病

27. 不规则热常见于

A. 肺炎球菌肺炎

B. 疟疾

C. 风湿热

D. 霍奇金病

E. 斑疹伤寒

28. 大咯血常见的病因是

A. 肺炎

B. 肺结核

C. 肺脓肿

D. 肺肿瘤

E. 肺梗死

29. 急性心肌梗死发热的主要机制是

A. 变态反应

B. 代谢障碍

C. 体温调节中枢失常

D. 神经功能障碍

E. 坏死组织吸收

30. 关于现病史，以下哪项说法不正确

A. 是病史资料中最主要的部分

B. 是发病全过程的资料

C. 内容包括主诉

D. 内容包括病因及诱因

E. 内容包括伴随症状

31. 关于体温腋测法的叙述，哪项正确

A. 放置腋窝深处，5 分钟读数

B. 优点是安全、方便，不易交叉感染

C. 正常值为 36.5～37℃

D. 冬季时为给患者保暖，可以隔层薄衣

E. 因是外置体温表，因此不可靠

32. 脊髓灰质炎最常见的表现是

A. 关节变形
B. 杵状指(趾)
C. 匙状甲
D. 肢端肥大
E. 肌肉萎缩

33. 胸廓前后径与左右径相等,肋间隙增宽,应考虑为
A. 鸡胸
B. 漏斗胸
C. 桶状胸
D. 扁平胸
E. 正常胸廓

34. 两上肢自然下垂,肩胛下角平
A. 第三肋间
B. 第四肋间
C. 第五肋间
D. 第六肋间
E. 第七肋间

35. 左锁骨上淋巴结肿大,应首先考虑的是
A. 食道癌
B. 胃癌
C. 肺癌
D. 乳腺癌
E. 生殖腺癌

36. 关于正常人脾脏叩诊的叙述,错误的是
A. 位于左腋中线第9~11肋
B. 宽度为4~7cm
C. 前缘不超过腋前线
D. 前缘不超过腋中线
E. 脾脏区叩诊为浊音

37. 方颅多见于
A. 呆小症
B. 小儿佝偻病
C. 脑膜炎

D. 脑积水
E. 小儿营养不良

38. 心脏浊音界呈梨形增大的是
A. 三尖瓣关闭不全
B. 二尖瓣狭窄
C. 三尖瓣狭窄
D. 主动脉瓣关闭不全
E. 二尖瓣关闭不全

39. 肢体可做水平移动但不能抬起,此时的肌力属于
A. 0级
B. 1级
C. 2级
D. 3级
E. 4级

40. 上腔静脉阻塞时,腹壁静脉的血流方向为
A. 脐上、脐下均向上
B. 脐上、脐下均向下
C. 脐上向上,脐下向下
D. 脐上向下,脐下向上
E. 以脐为中心向四周放射

41. 黄疸患者,胆囊明显肿大,无压痛。应首先考虑的疾病是
A. 胰头癌
B. 胰腺炎
C. 胆道蛔虫症
D. 胆囊炎
E. 胆结石

42. 患者从高处坠地后,腰以下各种感觉均消失,伴排尿障碍,其感觉障碍的类型为
A. 神经根型
B. 内囊型
C. 脊髓横断型
D. 脑干型

E.皮质型

43.关于七情的表述正确的是
A.喜则气缓
B.喜则气消
C.忧则气上
D.悲则气结
E.怒则气乱

44."正气为本"的养生原则包含下列哪项内容
A.护肾保精,调理脾肺,清静养神,顺应自然
B.护肾保精,调理脾肺,清静养神,慎避邪气
C.护肾保精,调神安形,清静养神,慎避邪气
D.全面调养,调理脾肺,清静养神,慎避邪气
E.预防为主,护肾保精,调理脾肺,清静养神

45.Ⅲ级站立平衡训练是指
A.不受外力前提下保持独立站立姿势的训练
B.无身体动作的前提下保持独立站立姿势的训练
C.在站立姿势下抵抗外力保持身体平衡的训练
D.在站立姿势下外力支撑情况下保持身体平衡的训练
E.在站立姿势下,独立完成身体重心转移、躯干运动等并保持平衡的训练

46.北京医科大学汉语失语成套测验(ABC)的检查内容不包括
A.口语表达
B.听理解
C.阅读
D.书写

E.唇的活动度

47.下列关于针灸疗法,错误的是
A.小儿囟门未合时,头顶部的腧穴不宜刺灸
B.妇女怀孕3个月以内者可以刺灸小腹部的腧穴
C.皮肤感染、溃疡、瘢痕的部位不宜刺灸
D.眼区穴和项部的风府、哑门等穴不宜大幅度提插、捻转和长时间留针
E.针刺颈部的天突穴时,应注意针刺角度、方向和深度,避免刺伤气管、主动脉弓

48.进行关节活动度测定的注意事项不包括
A.保持正确体位
B.被动运动关节时手法要柔和
C.注意保暖,避免充分暴露关节
D.防止邻近关节的代偿动作
E.应注意避免在运动后立即评定关节活动度

49.可以增强手部肌力的训练是
A.捏黏土或橡皮泥
B.珠算
C.拉锯
D.踏功率自行车
E.医疗体操

50.病原体侵入人体后,仅引起机体发生特异性的免疫应答,临床上不显出任何症状、体征及生化改变。此种表现属于
A.病原体被清除
B.隐性感染
C.显性感染
D.病原携带状态
E.潜伏性感染

51.根据急性传染病病程发展的阶段性,传染病的临床分期为

A. 前驱期、出疹期、恢复期

B. 初期、极期、恢复期

C. 潜伏期、前驱期、症状明显期、恢复期

D. 体温上升期、极期、体温下降期

E. 早期、中期、晚期

52. 下列哪项不属于传染源

A. 患者

B. 病原携带者

C. 隐性感染者

D. 易感者

E. 受感染的动物

53. 治疗伤寒慢性带菌者,首选的抗菌药物是

A. 氯霉素

B. 磺胺嘧啶

C. 四环素

D. 氟喹诺酮类

E. 红霉素

54. 人禽流感的主要传播途径是

A. 接触传播

B. 血液传播

C. 粪－口传播

D. 虫媒传播

E. 飞沫传播

55. 下列有关消毒方法的描述,不正确的是

A. 微波消毒属高效消毒法

B. 异丙醇属中效消毒法

C. 通风换气属低效消毒法

D. 高效消毒可杀灭一切微生物

E. 病原体及消毒方法相同,在不同的物品上消毒效果相同

56. 人们在遇到压力、痛苦、困境、困扰时引起自杀的主要原因是

A. 不想应对遇到的应激源

B. 已排除遇到的应激源

C. 难以应对遇到的应激源

D. 无意识遇到的应激源

E. 想超越遇到的应激源

57. 患者体验到某种观念和冲突来源与自身,但违背自己意愿,极力抵抗却无法控制

A. 违拗症

B. 癔症

C. 强迫症

D. 精神分裂症

E. 人格障碍

58. 培养儿童自制力的关键时期是

A. 2~3 岁

B. 5~7 岁

C. 学龄前期

D. 学龄中期

E. 学龄后期

59. 患者能从治疗性医患关系中感到受重视、真诚、理解、协调、信赖,患者在直接经验、平等协作,促进成长的治疗方式中实现态度和行为的转变。这种心理治疗方法称为

A. 精神分析法

B. 自由联想法

C. 放松训练法

D. 合理情绪法

E. 患者中心法

60. "无论至于何处,遇男遇女,贵人奴婢,我之唯一目的,是为病家谋利益"出自

A.《纪念白求恩》

B.《阇逻迦集》

C.《希波克拉底誓言》

D.《广济医刊》

E.《迈蒙尼提斯祷文》

61. 医疗伤害包括

A. 技术性人为伤害

B. 技术性、行为性、经济性伤害

C. 技术性人身伤害

D. 技术性行为伤害

E. 技术性经济伤害

62. 在体格检查中,医生应遵循的道德要求不包括

　　A. 全面系统、认真细致

　　B. 关心体贴、减少痛苦

　　C. 尊重患者、心正无私

　　D. 动作适度、耐心细致

　　E. 方法简便、提高效果

63. 医学道德评价的依据应是

　　A. 积极与消极、目的与方法的结合

　　B. 动机与效果、目的与手段的结合

　　C. 有效与合理、形式与方法的统一

　　D. 动机与效果、方法与形式的统一

　　E. 目的与手段、效果与方法的结合

64. 下列选项中,属于中外医学史上共同医德思想的是

　　A. 为医目的是生活为务

　　B. 为医原则是医乃仁术

　　C. 医德基础是凭借技术

　　D. 医德规范是各种层次的

　　E. 价值观念是重利轻义

65. 下列哪项属于行政处罚

　　A. 赔礼道歉

　　B. 降级

　　C. 撤职

　　D. 罚款

　　E. 赔偿损失

66. 执业医师的合法处方权是

A. 大学毕业后即取得

B. 实习一年后即取得

C. 医师资格考试合格后取得

D. 在经注册的执业地点取得

E. 到任何聘用单位就有的

67. 处方药品名称书写应以

　　A. 英文名称为准

　　B.《中国药典》名称为准

　　C. 商品名称为准

　　D. 缩写名称为准

　　E. 简写名称为准

68. 以不正当手段取得医师执业证书,由发给证书的卫生行政部门给予的行政处罚是

　　A. 批评教育

　　B. 停业整顿

　　C. 吊销执业证书

　　D. 降级、降职

　　E. 警告、记过

69. 制定《中华人民共和国中医药条例》的核心目的是

　　A. 保护人体健康

　　B. 保护传统医药学

　　C. 发展传统医药学

　　D. 继承、创新中医药

　　E. 保持中医药特色

70. 医疗机构从业人员分为几个类别

　　A. 3个

　　B. 4个

　　C. 5个

　　D. 6个

　　E. 7个

二、B 型题 (标准配伍题)

答题说明

以下提供若干组考题,每组考题共用在考题前列出的 A、B、C、D、E 五个备选答案。请从中选择一个与问题关系最密切的答案。某个备选答案可能被选择一次、多次或不被选择。

(71 ~ 72 题共用备选答案)

A. 脾胃气虚

B. 气血不足

C. 阴寒凝滞

D. 寒湿阻郁

E. 湿热熏蒸

71. 面目一身俱黄,黄而鲜明如橘子色的病因是

72. 面目一身俱黄,黄而晦暗如烟熏的病因是

(73 ~ 74 题共用备选答案)

A. 肝、胆

B. 脾、胃

C. 心、肺

D. 肾

E. 大肠

73. 舌边所反映的脏腑是

74. 舌根所反映的脏腑是

(75 ~ 76 题共用备选答案)

A. 病室血腥味

B. 病室腐臭气

C. 病室尿臊气

D. 病室尸臭气

E. 病室烂苹果气

75. 肾衰患者的病室气味是

76. 消渴病患者的病室气味是

(77 ~ 78 题共用备选答案)

A. 实证转虚

B. 虚证转实

C. 热证转寒

D. 由表入里

E. 由里出表

77. 麻疹初期,疹不出而见发热、喘咳、烦躁等症,待疹出后则烦热、咳喘消除,此属

78. 感受外邪,先有恶寒发热,脉浮紧等症,继而但发热不恶寒,舌红苔黄,脉洪数,此属

(79 ~ 80 题共用备选答案)

A. 血虚证

B. 血瘀证

C. 血寒证

D. 血热证

E. 血亏证

79. 前胸憋闷疼痛,面色暗沉,舌下静脉曲张粗大色紫,脉弦,为

80. 月经后期,经前腹痛,得温则疼痛缓解,舌淡紫,脉弦

(81 ~ 82 题共用备选答案)

A. 太阳中风证

B. 太阳伤寒证

C. 太阳蓄水证

D. 太阳蓄血证

E. 少阳证

81. 以恶寒发热,无汗,头身疼痛,脉浮紧为临床表现的证候是

82. 以发热恶风,汗出,脉浮缓为临床表现的证候是

(83 ~ 84 题共用备选答案)

A. 37.5℃ ~38℃

B. 38.1℃ ~39℃

C. 39.1℃ ~40℃

D. 39.1℃ ~41℃

E. >41℃

83. 高热是指体温

84. 超高热是指体温

(85~86 题共用备选答案)
A. 胸骨左缘第二肋间隙
B. 胸骨右缘第二肋间隙
C. 胸骨左缘近剑突处
D. 胸骨右缘第三四肋间隙
E. 胸骨左缘第三四肋间隙
85. 主动脉瓣第二听诊区在
86. 肺动脉瓣听诊区在

(87~88 题共用备选答案)
A. 滑动触诊法
B. 浅部触诊法
C. 双手对应触诊法
D. 深压触诊法
E. 冲击触诊法
87. 触诊腹部肿块
88. 腹水患者触诊肝脏

(89~90 题共用备选答案)
A. 一过性尿糖阳性
B. 生理性血糖升高
C. 病理性血糖升高
D. 生理性血糖降低
E. 病理性血糖降低
89. 胰岛 B 细胞瘤可见
90. 糖尿病可见

(91~92 题共用备选答案)
A. 孤独儿童行为检查量表
B. HRB – RC 测验
C. 韦氏记忆量表
D. 韦氏智力量表
E. 汉密尔顿抑郁量表
91. 用于 7 岁以上儿童及成人记忆检查的是
92. 用于 8 个月~8 岁年龄的是

(93~94 题共用备选答案)
A. 伤寒
B. 血吸虫病
C. 流感
D. 流脑
E. 秋季腹泻
93. 首选青霉素治疗
94. 首选诺氟沙星治疗

(95~96 题共用备选答案)
A. 认知过程障碍
B. 意志障碍
C. 情感过程障碍
D. 行为障碍
E. 心因性精神障碍
95. 知觉障碍、注意障碍、自知力障碍属于
96. 兴奋状态、木僵状态、违拗症属于

(97~98 题共用备选答案)
A. 自主原则
B. 公正原则
C. 互助精神
D. 社会的医德规范体系
E. 有利于患者疾病的缓解、治疗和康复
97. 医德评价的标准是
98. 评价医务人员医德行为的最根本的标准是

(99~100 题共用备选答案)
A.《药品经营许可证》
B.《药品生产许可证》
C.《医疗机构制剂许可证》
D. 药品注册商标
E. 药品批准文号
99. 企业生产中药饮片应具有
100. 生产中成药应有国务院药品监督管理部门发给的

一、A 型题 (单句型最佳选择题)

答题说明

以下每一道考题下面有 A、B、C、D、E 五个备选答案。请从中选择一个最佳答案。

1. "中寒"的病机是
   A. 风寒邪伤表,肺卫不宣
   B. 风寒入络,络脉痹阻
   C. 风寒入里,气阴两伤
   D. 寒邪入里,伤及阳气
   E. 寒邪入里,气血凝结

2. 将病因首分为内因、外因、不内外因的是
   A. 汉·张仲景
   B. 隋·巢元方
   C. 宋·陈无择
   D. 梁·陶弘景
   E. 宋·钱乙

3. 下列哪项对哮与喘鉴别诊断无意义
   A. 有无宿根
   B. 喉中有无水鸡声
   C. 哮必兼喘
   D. 喘未必兼哮
   E. 呼吸急促

4. 哮病未发作时以何证为主
   A. 表证
   B. 邪实正虚
   C. 虚实夹杂
   D. 邪实
   E. 正虚

5. "脉痹不已,复感于邪,内舍于心"引起的心悸病机当为
   A. 水饮凌心
   B. 痰热扰心
   C. 瘀血阻络
   D. 阴虚火旺
   E. 心阳不足

6. 下列除哪项外均为不寐的病因
   A. 情志所伤
   B. 饮食不节
   C. 外邪侵袭
   D. 素体虚弱
   E. 心虚胆怯

7. "阳微阴弦"是指
   A. 阳气虚弱,阴邪内盛
   B. 体表虚,内脏实
   C. 六腑不足,五脏邪盛
   D. 心阳不足,心阴充实
   E. 上焦阳气不足,下焦阴寒气盛

8. 呕吐物为浊痰涎沫者多属
   A. 胃阴不足
   B. 饮食停滞
   C. 脾虚气虚
   D. 痰饮内阻
   E. 肝气犯胃

9. 便秘的病理关键是
   A. 热盛伤津,肠道津枯
   B. 大肠传导功能失常
   C. 气机阻滞,胃肠障碍
   D. 气血亏虚,大肠无力
   E. 阴寒内生,胃肠凝滞

10. 阳黄初起见表证者,治宜选用
    A. 小柴胡汤
    B. 甘露消毒丹
    C. 大柴胡汤
    D. 麻黄连翘赤小豆汤
    E. 茵陈蒿汤

11. 下列哪项不是臌胀后期的常见并发症
 A. 吐血
 B. 黄疸
 C. 昏迷
 D. 水肿
 E. 中风

12. 正疟的临床特征是
 A. 但寒不热,休作有时
 B. 但热不寒,休作无时
 C. 寒热往来,休作无时
 D. 寒战壮热,休作有时
 E. 寒战壮热,休作无时

13. 能反映黄疸程度的项目是
 A. 尿胆原
 B. 尿胆红素
 C. 结合胆红素
 D. 血清总胆红素
 E. 非结合胆红素

14. 鉴别癃闭与水肿的要点是
 A. 腹胀
 B. 小便的颜色
 C. 小便不利
 D. 小便量的多少
 E. 有无水蓄膀胱之候

15. 关格的临床特征为
 A. 呕吐与腹痛并见
 B. 心悸与喘促并见
 C. 小便不通与呕吐并见
 D. 胸痛与咳嗽并见
 E. 呕吐与腹泻并见

16. 黄汗的病机特点为
 A. 肺卫不固
 B. 营卫不和
 C. 湿闭阳郁

 D. 阴虚火旺
 E. 气阴两虚

17. 消渴之名,首见于
 A.《金匮要略》
 B.《古今录验》
 C.《证治准绳》
 D.《素问·奇病论》
 E.《宣明论方》

18. 腰痛的基本病机为
 A. 郁遏卫阳,腰府气血不通
 B. 筋脉痹阻,腰府失养
 C. 闭阻气血,腰府经气不运
 D. 湿蕴生热,经脉不畅
 E. 瘀血内阻,气血不畅

19. 下列哪项参数反映了肺的顺应性
 A. 每分钟静息通气量
 B. 肺血流量
 C. 呼吸频率
 D. 气道阻力
 E. 肺的扩张性或弹性

20. 首选大环内酯类抗生素治疗的是
 A. 干酪性肺炎
 B. 肺炎球菌肺炎
 C. 葡萄球菌肺炎
 D. 肺炎支原体肺炎
 E. 克雷伯杆菌肺炎

21. 在我国,对于大多数慢性胃炎,主要病因为
 A. 药物
 B. 食物
 C. 胆汁反流
 D. 幽门螺杆菌
 E. 物理因素

22. 下迷哪种情况应考虑消化性溃疡发生后壁

慢性穿孔
  A. 突然剧烈腹痛
  B. 全腹肌紧张呈板状
  C. 膈下游离气体
  D. 患者处于休克状态
  E. 腹痛顽固而持续

23. 除哪项外,以下均是血管紧张素Ⅱ的功能
  A. 直接使小动脉收缩
  B. 使交感神经发放冲动增加
  C. 刺激肾上腺皮质网状带,使醛固酮分泌增多
  D. 也可使静脉收缩,回心血流量增多
  E. 增加渴觉,导致饮水行为

24. 对于急性冠脉综合征(ACS)的抗栓治疗,下列说法错误的是
  A. 阿司匹林加肝素是 ST 段非抬高型急性冠脉综合征治疗的基础
  B. 高危患者加用血小板糖蛋白Ⅱb/Ⅲa 受体拮抗剂可降低心脏事件
  C. 预期行搭桥手术者,暂不用氯吡格雷
  D. 置入支架后应联合应用阿司匹林和氯吡格雷
  E. 预期行搭桥手术者,术前 10 天停阿司匹林

25. 对蛛网膜下腔出血,防止再出血的根本方法是
  A. 卧床休息 4~6 周
  B. 保持排便通畅
  C. 不再从事剧烈运动或重体力劳动
  D. 保持血压稳定
  E. 对先天性动脉瘤或脑血管畸形进行手术治疗

26. 双胍类降血糖药物的降糖作用机制为
  A. 促进餐后胰岛素的分泌
  B. 促进基础胰岛素的分泌

C. 延缓肠道碳水化合物的吸收
D. 激活过氧化物酶增殖体活化因子受体
E. 增加外周组织对葡萄糖的摄取和利用

27. 慢性肾盂肾炎的有效治疗方法是
  A. 静点庆大霉素
  B. 静点氨苄青霉素
  C. 调节尿的酸碱度
  D. 口服氟哌酸
  E. 联合轮换应用抗生素

28. 急性肾小球肾炎时的肉眼血尿特点是
  A. 伴血块和疼痛
  B. 浑浊、暗红色或洗肉水样
  C. 无痛性伴新鲜血块
  D. 酱油色伴血红蛋白尿
  E. 乳糜血尿

29. 慢性肾小球肾炎患者临床尚未出现肾功能不全,这说明
  A. 肾小球滤过率尚未受到影响
  B. 肾小管排泄功能尚未受到影响
  C. 肾小管及集合管的回吸收能力尚属正常
  D. "健存"肾单位尚有一定的数量
  E. 肾小球的病理改变逆转恢复至正常结构

30. 控制癌性疼痛,镇痛药首选给药方式为
  A. 雾化吸入
  B. 皮下给药
  C. 肌内给药
  D. 口服给药
  E. 舌下含化

31. 右上腹疼痛不适,无畏寒,发热,黄疸,血 AFP 阳性,B 超示肝右叶 1.5cm 占位病变,最适宜的治疗方法是
  A. 手术切除
  B. 化疗
  C. 放疗

D. 免疫治疗

E. 肝移植

32. 胃癌的中医病因病机中,无关的脏腑是

A. 胃

B. 肝

C. 脾

D. 肺

E. 肾

33. 结肠癌最常见的病理类型是

A. 肿块型

B. 浸润型

C. 溃疡型

D. 弥散型

E. 基底型

34. 食管癌患者有持续性胸背痛,多表示

A. 癌肿部有炎症

B. 癌已侵犯食管外组织

C. 有远处血行转移

D. 癌肿较长

E. 食管气管瘘

35. 最有助于膀胱癌确诊的检查项目是

A. 尿细胞检查

B. 膀胱镜

C. 静脉尿路造影

D. 尿培养

E. 同位素肾图检查

36. 厥证急救时,首先应分辨

A. 标本

B. 表里

C. 寒热

D. 虚实

E. 气血

37. 凡是发生于颈部或耳之前后的一类岩证,

面容憔悴,形体消瘦称之为

A. 石瘿

B. 失荣

C. 石疽

D. 瘰疬

E. 血瘤

38. 下列哪一项不属于疖的特点

A. 色红、灼热、疼痛

B. 突起根浅

C. 肿势限局

D. 范围多在 2cm 以下

E. 易脓、易溃、易敛

39. 颜面部疔疮容易走黄的原因是

A. 火毒炽盛

B. 头面为诸阳之首

C. 火邪炎上

D. 容易挤压

E. 风邪上受

40. 与大量快速输血有关的并发症是

A. 空气栓塞

B. 过敏反应

C. 血栓栓塞

D. 急性肺水肿

E. 肝炎

41. 乳痈切开排脓的切口应

A. 尽量小

B. 为放射状切口

C. 切口宜高

D. 切口宜大

E. 为纵切口

42. 外科疾病辨证的总纲是

A. 脏腑

B. 经络

C. 气血

D. 阴阳

E. 局部

A. 停经

B. 早孕反应

C. 尿频

D. 腹痛

E. 乳房胀痛

43. 女子 18 周岁月经尚未初潮,应诊断为

A. 生理性闭经

B. 病理性闭经

C. 暗经

D. 继发性闭经

E. 原发性闭经

49. 月经产生的机制是

A. 月经的产生取决于肝

B. 肝脾二脏协调作用

C. 冲任两脉皆盛,月事以时下

D. 脏腑、天癸、气血、经络协调作用于胞宫

E. 心肾相济调节阴阳之结果

44. 下列哪首方剂是治疗气滞型癥瘕的代表方

A. 香棱丸

B. 少腹逐瘀汤

C. 血府逐瘀汤

D. 桂枝茯苓丸

E. 桃红四物汤

50. 与子宫藏泻失司不相关的病证是

A. 带下病

B. 过期不产

C. 恶露不绝

D. 痛经

E. 胎死不下

45. 早期妊娠药物性流产的禁忌证不包括

A. 高血压患者

B. 有近期人流史者

C. 带宫内节育器妊娠者

D. 青光眼患者

E. 子宫内膜异位症患者

51. 除哪项外,均为人工负压吸引术的禁忌症

A. 盆腔炎

B. 术前相隔 4 小时两次体温 37.5℃以上

C. 阴道炎

D. 月经不调

E. 宫颈炎

46. 产后发热的治疗应以哪项为主

A. 调气血,和营卫

B. 清热解毒退热

C. 活血化瘀清热

D. 养血清热

E. 疏风清热

52. 胎盘的组成包括

A. 羊膜、包蜕膜、底蜕膜

B. 羊膜、底蜕膜、真蜕膜

C. 羊膜、叶状绒毛膜、真蜕膜

D. 羊膜、叶状绒毛膜、底蜕膜

E. 包蜕膜、底蜕膜、真蜕膜

47. 治疗肾虚型胎动不安的代表方剂是

A. 寿胎丸

B. 举元煎

C. 保阴煎

D. 苎根汤

E. 加味圣愈汤

53. 下列哪项不属于月经病

A. 月经周期如常,经血量超过 100mL

B. 月经已错后 10 余天未行,晨起头晕,择食呕恶,脉滑利

48. 早孕时最早及最重要的症状是

C. 月经提前来潮,经量多,经期如常

D. 经行腹痛,温按痛减,经血量少色淡

E. 经前乳房胀痛

54. 子满的主要治法是

　　A. 温阳利水安胎

　　B. 健脾利水,养血安胎

　　C. 补气养血安胎

　　D. 温肾补阳安胎

　　E. 化气行水安胎

55. 产后恶露不绝的主要机制为

　　A. 瘀阻冲任

　　B. 热伤冲任

　　C. 寒滞冲任

　　D. 冲任不固

　　E. 气虚不摄

56. 下列哪项不属于肝经湿热型阴痒的表现

　　A. 带下色黄如脓状

　　B. 阴部干燥瘙痒

　　C. 阴部瘙痒难忍

　　D. 带下量多,味腥臭

　　E. 带下呈泡沫状

57. 精子获能是在

　　A. 附睾

　　B. 睾丸

　　C. 阴道

　　D. 宫颈管

　　E. 输卵管和子宫腔

58. 下列哪项不属于间接灸

　　A. 隔姜灸

　　B. 化脓灸

　　C. 隔蒜灸

　　D. 隔盐灸

　　E. 隔附子饼灸

59. 根据骨度分寸,下列穴位两者间距非 0.5

寸的是

　　A. 神门、阴郄

　　B. 肓俞、神阙

　　C. 气海、阴交

　　D. 大椎、定喘

　　E. 太渊、经渠

60. 治疗心脾两虚型不寐证的组穴首选

　　A. 心俞、脾俞、神门、三阴交

　　B. 大陵、太溪、神门、太冲

　　C. 中脘、丰隆、神门、厉兑

　　D. 风池、行间、足窍阴、神门

　　E. 心俞、肾俞、太溪、照海

61. 哑门穴的刺法是

　　A. 直刺 1.5 ~2 寸

　　B. 向上斜刺 0.5 ~1 寸

　　C. 向上斜刺 1 ~1.5 寸

　　D. 向下斜刺 1.5 ~2 寸

　　E. 直刺或向下斜刺 0.5 ~1 寸

62. 下列各穴,不属于八脉交会穴的是

　　A. 足临泣

　　B. 阳陵泉

　　C. 内关

　　D. 公孙

　　E. 申脉

63. 在经络系统中,具有离、入、出、合循行特点

的是

　　A. 奇经八脉

　　B. 十二经别

　　C. 十二经筋

　　D. 十二皮部

　　E. 十五络脉

64. 正常人眼压为

　　A. 10 ~18mmHg

　　B. 10 ~19mmHg

C. 10～20mmHg

D. 10～21mmHg

E. 10～22mmHg

65. 鼻前庭的生理功能是

A. 对吸入的空气加温

B. 对吸入的空气加湿

C. 对吸入的空气进行层流

D. 对吸入的空气形成阻力

E. 对吸入的空气进行干燥

66. 股骨颈骨折中较易愈合的骨折类型是

A. 基底部骨折

B. 头下型骨折

C. 头颈型骨折

D. Garden Ⅳ型

E. Pauwel Ⅲ型

67. 属于闭合性骨折的是

A. 耻骨骨折合并尿道损伤

B. 骶骨骨折合并直肠损伤

C. 脊柱骨折合并脊髓损伤

D. 四肢骨折穿破皮肤

E. 骨折穿破黏膜

68. 骨折后的特有体征是

A. 畸形、骨擦音、异常活动

B. 畸形、功能障碍、异常活动

C. 骨擦音、功能障碍、肢体短缩

D. 异常活动、肿胀、剧烈疼痛

E. 畸形、骨擦音、严重肿胀

69. 腕部餐叉样畸形发生于

A. 前臂双骨折

B. 尺骨下段骨折

C. 桡骨远端伸直型骨折

D. 桡骨远端屈曲型骨折

E. 腕舟骨骨折

70. 夹板外固定应注意的事项中,哪一项是错误的

A. 绑带的松紧

B. 压垫的放置

C. 患肢的血运

D. 骨突部的衬垫

E. 有利于持重活动

二、B 型题（标准配伍题）

答题说明

以下提供若干组考题,每组考题共用在考题前列出的 A、B、C、D、E 五个备选答案。请从中选择 个与问题关系最密切的答案。某个备选答案可能被选择一次、多次或不被选择。

(71～72 题共用备选答案)

A. 柴胡截疟饮

B. 白虎加桂枝汤

C. 清瘴汤

D. 何人饮

E. 鳖甲煎丸

71. 劳疟治宜

72. 热瘴治宜

(73～74 题共用备选答案)

A. 消渴方

B. 玉女煎

C. 六味地黄丸

D. 金匮肾气丸

E. 真武汤

73. 消渴病,肺热津伤证主方是

74. 消渴病,胃热炽盛证主方是

(75～76 题共用备选答案)

A. 清利湿热,化瘀解毒

B. 疏肝健脾,和胃消积

C. 疏肝理气,活血化瘀

D. 软坚破瘕,行气活血

E. 导滞通便,理气化痰

75. 肝癌气滞血瘀证其治法是

76. 肝癌湿热瘀毒证其治法是

(77～78 题共用备选答案)

A. 毒蕈碱样症状

B. 烟碱样症状

C. 休克

D. 心衰

E. 呼吸衰竭

77. 阿托品是对抗有机磷杀虫药中毒的

78. 胆碱酯酶复活剂是解除有机磷杀虫药中毒的

(79～80 题共用备选答案)

A. HCO_3^- 减少

B. HCO_3^- 增高

C. 原发性 H_2CO_3 增多

D. 继发性 H_2CO_3 增多

E. 原发性 H_2CO_3 减少

79. 代谢性酸中毒表现为

80. 代谢性碱中毒表现为

(81～82 题共用备选答案)

A. 好发于肌肉丰厚的深处

B. 好发于骨骼与关节间

C. 好发于肌肤间

D. 好发于肌肤浅表部位

E. 好发于骨骼

81. 流注

82. 流痰

(83～84 题共用备选答案)

A. 生化汤

B. 八珍汤

C. 通乳丹

D. 丹栀逍遥散

E. 下乳涌泉散

83. 治疗气血虚弱型乳汁自出应选

84. 治疗气血虚弱型缺乳应选

(85～86 题共用备选答案)

A. 补气升提

B. 补中益气

C. 益气升提

D. 补肾固脱

E. 益气固脱

85. 肾虚型阴挺的治则是

86. 气虚型阴挺的治则是

(87～88 题共用备选答案)

A. 子宫超声显示子宫增大,子宫壁可见边缘清楚的实质性暗区,中间有稀疏光点

B. 子宫超声显示子宫增大,其中光点增多了,可见圆形妊娠环

C. 子宫超声显示子宫增大,子宫前后壁光带之间出现散在的光点密集,夹杂有大小不等的液性暗区呈飞雪状

D. 子宫超声显示子宫增大,可见胎心搏动和胎动

E. 子宫超声显示子宫增大胎儿双顶径为7.5cm

87. 葡萄胎

88. 子宫肌瘤

(89～90 题共用备选答案)

A. 人参五味子汤

B. 沙参麦冬汤

C. 参附龙牡救逆汤

D. 四君子汤

E. 玉屏风散

89. 治疗小儿肺炎喘嗽肺脾气虚证,应首选

90. 治疗小儿顿咳恢复期脾胃气虚证,应首选

(91～92题共用备选答案)

A. 先深后浅,重插轻提

B. 先深后浅,轻插重提

C. 先深后浅,均匀提插

D. 先浅后深,重插轻提

E. 先浅后深,轻插重提

91. 提插补泻手法中泻法的操作要点是

92. 提插补泻手法中补法的操作要点是

(93～94题共用备选答案)

A. 中脘

B. 关元

C. 天枢

D. 中极

E. 京门

93. 大肠的募穴是

94. 小肠的募穴是

(95～96题共用备选答案)

A. 瞳神干缺

B. 瞳神紧小

C. 瞳神散大

D. 视神经乳头色淡白

E. 视神经乳头色红、水肿

95. 气血不足常致

96. 阴虚火旺常致

(97～98题共用备选答案)

A. 拔伸牵引法

B. 回旋手法

C. 夹挤分骨法

D. 按摸推拿法

E. 提按手法

97. 当骨折间隙有软组织嵌入时常使用

98. 两骨并列部位的骨折常采用

(99～100题共用备选答案)

A. 外展

B. 内收

C. 后伸

D. 外旋

E. 内旋

99. 伤科患者在梳发动作受限时说明肩关节何功能活动障碍

100. 伤科患者在手背不能置于背部时说明肩关节何功能活动障碍

一、A 型题（单句型最佳选择题）

1. 男性,52 岁。肺痈后期,身热渐退,咳嗽减轻,脓血渐少,臭味亦减,此时治宜
   A. 养阴清肺
   B. 滋阴润肺
   C. 清肺化痰
   D. 益气养阴
   E. 养阴补肺

2. 患者,男性,65 岁,平素嗜食甘甜油腻,咳嗽反复发作,咳声重浊,痰多稠厚成块,晨起为多,胸闷食少体倦,苔白腻。此属下列何种病证
   A. 风寒咳嗽
   B. 风热咳嗽
   C. 痰湿咳嗽
   D. 痰热咳嗽
   E. 内伤咳嗽

3. 男性,42 岁。肺痈后期见脓痰渐少,午后潮热,五心烦热,口燥咽干,盗汗自汗,气短乏力,形体消瘦,舌瘦红,脉虚数。治宜选用
   A. 桔梗杏仁煎
   B. 养阴清肺汤
   C. 清燥救肺汤
   D. 百合固金汤
   E.《千金》苇茎汤

4. 患者,82 岁。咳喘病史 40 余年,现呼吸浅短难续,声低气怯,甚则张口抬肩,倚息不能平卧,咳嗽,痰自如沫,胸闷汗出,舌淡脉沉细无力。此应诊为
   A. 肺脾气虚
   B. 脾肾阳虚
   C. 肺脾肾俱虚
   D. 肺肾阴虚

E. 肺肾气虚

5. 患者,男,16 岁。近期曾患感冒,已愈,昨日发现小便色红如洗肉水,尿检红细胞高倍镜下满视野,伴有腰痛,心烦口渴,口舌生疮,舌红,脉数。方剂宜选用
   A. 小蓟饮子
   B. 知柏地黄丸
   C. 茜根散
   D. 无比山药丸
   E. 六味地黄丸合二至丸

6. 某患者反复发作胸痛 2 年,近日胸痛发作频繁,痛剧,心痛彻背,感寒尤甚,伴身寒肢冷,喘息不得卧,舌苔白,脉沉紧,其治疗方剂首选
   A. 真武汤
   B. 参附龙牡汤
   C. 乌头赤石脂丸合苏合香丸
   D. 瓜蒌薤白桂枝汤
   E. 瓜蒌薤白白酒汤

7. 患者,男,17 岁。因感冒诱发鼻衄,鼻腔干燥,口干咽燥,体温 37.8℃,干咳少痰,舌质红,苔薄黄,脉数。方剂可选用
   A. 桑菊饮
   B. 银翘散
   C. 玉女煎
   D. 龙胆泻肝汤
   E. 十灰散

8. 赵某,女,46 岁。由于情志不遂,突然昏倒,不省人事,口噤拳握,呼吸气粗,或四肢厥冷,苔薄白,脉伏或沉。下列方剂何者最宜
   A. 五磨饮子

B. 四味回阳饮

C. 通瘀煎

D. 人参养营汤

E. 导痰汤

9. 一胃病患者,食后脘腹胀满,朝食暮吐,暮食
朝吐,吐出宿食不化,吐后即觉舒适,神疲乏
力,面色少华,舌溃苔薄,脉象细缓无力。治
疗的主方为

A. 理中汤

B. 大半夏汤

C. 小半夏汤

D. 苓桂术甘汤

E. 丁香透膈散

10. 患者,男,39 岁。平素性情急躁。近期因
郁怒不解诱发便秘,大便干燥,数日一行,
心烦易怒,目赤口苦,舌质红,苔黄,脉弦
数。宜选方

A. 麻子仁丸

B. 更衣丸

C. 调胃承气汤

D. 六磨汤

E. 丹栀逍遥散

11. 患者,男,42 岁,机关职员。大便数日不
行,欲便不得,伴有胸胁胀满,腹中胀痛,善
太息,食后腹胀尤甚,嗳气频作,舌苔略腻,
脉弦。证属

A. 热秘

B. 气秘

C. 湿秘

D. 气虚便秘

E. 阳虚便秘

12. 患者,男,50 岁。胃脘疼痛反复发作20 年,
近 2 天因饮食生冷后胃脘疼痛加剧,疼痛
隐隐,进食后缓解,喜抚按和温熨,治疗最
佳方剂为

A. 大建中汤

B. 养胃汤

C. 化肝煎

D. 黄芪建中汤

E. 良附丸

13. 某男,68 岁,近一年来出现善忘,不喜欢与
人交往,对家人缺乏感情,逐渐出现表情呆
滞,沉默寡言,言则词不达意,伴腰膝酸软、
纳呆气短、五更泄、四肢不温,舌淡舌体胖
大,苔白,脉沉细。宜选何方为主治疗

A. 四神丸加减

B. 附子理中汤加减

C. 七福饮加减

D. 还少丹加减

E. 补中益气汤加减

14. 患者,男,58 岁。冠心病史 8 年,近因活动
较多而发。诊见:心前区疼痛阵发,稍事活
动则出现心悸而痛,伴胸闷,气短汗出,面
色㿠白,四肢欠温,舌淡胖,苔白,脉沉细辨
证为

A. 寒凝心脉

B. 气滞心胸

C. 气阴两虚

D. 心肾阴虚

E. 心肾阳虚

15. 患者,长期饮食不下,面色㿠白,精神疲惫,
形寒气短,泛吐清涎,面浮足肿,腹胀,舌淡
苔白,脉细弱,应诊断为

A. 脾胃虚寒型呕吐

B. 脾阳不振型水肿

C. 胃阴不足型呕吐

D. 中虚有寒型反胃

E. 气虚阳微型噎膈

16. 患者,男,60 岁。腰膝痠痛,劳累后加重,
卧则稍减,反复发作,已 3 年余。伴见手足

不温,少腹拘急,阳痿,舌淡,脉沉细。治疗
最合适的方剂是

A. 左归丸

B. 右归丸

C. 青娥丸

D. 参芪地黄汤

E. 赞育丹

17. 患者,女,56岁。长期患精神抑郁症,见眩
晕心悸少寐,心烦易怒,舌质红,苔少,脉弦
细而数,治疗方剂宜选

A. 左归丸

B. 右归丸

C. 六味地黄丸

D. 滋水清肝饮

E. 归脾汤

18. 一女性32岁,一个月前感冒后发热咳嗽,
服药无明显好转,现干咳,咽燥,咳血,潮
热,盗汗,面色潮红,舌红少津,脉细数,其
辨证为

A. 肺气虚

B. 肺阴虚

C. 气阴两虚

D. 心阴虚

E. 肾阴虚

19. 患者,女性,先天不足,体质较弱,平素易于
感冒,近一周来短气自汗,声音低怯,时寒
时热,时有咳嗽,面白,舌质淡,脉弱。治宜
选用

A. 沙参麦冬汤

B. 四君子汤

C. 补肺汤

D. 左归丸

E. 参苏饮

20. 患者,烦渴多饮半月余,口干舌燥,尿频量
多,舌边尖红,苔黄,脉洪数有力。治法宜

用

A. 清热润肺,生津止渴

B. 养阴润肺,生津止渴

C. 清胃泻火,养阴保津

D. 滋阴固肾

E. 清泻肺胃

21. 患者尿频量多,混浊如脂,尿有甜味,口干
舌燥,舌红,脉沉细数。治法宜用

A. 清利湿热

B. 清热化湿

C. 滋阴固肾

D. 健脾益肾

E. 滋肾养阴

22. 老年男性,体虚多病,症见发热,兼见形寒
怯冷,四肢不温,面色白无华,精神萎靡,腰
膝酸软,舌胖,苔白滑,脉浮大无力,宜选方

A. 补中益气汤

B. 归脾汤

C. 金匮肾气丸

D. 丹栀逍遥散

E. 六味地黄丸

23. 男,50岁,肺气肿病史6年,1小时前突然
呼吸困难加重,右侧胸痛,大汗、发绀,诊断
应首先考虑

A. 干性胸膜炎

B. 急性心肌梗死

C. 自发性气胸

D. 细菌性肺炎

E. 肺栓塞

24. 女性,32岁,1周前足部有过疖肿,前天开
始发热,头痛伴有高热、寒战、咳脓痰,痰中
带血丝,胸痛,听诊两肺呼吸音增强,偶有
少量湿啰音,WBC12 × 10^9/L,中性90%,
胸片两肺散在密度较淡的圆形病变,其中
部分病灶有空洞伴液平,应考虑为

A. 支气管扩张继发感染
B. 多发性肺囊肿伴感染
C. 肺炎球菌性肺炎
D. 金黄色葡萄球菌肺炎
E. 肺转移瘤

25. 男,54 岁,间断性上腹部不适 4 年,餐后加重,嗳气,增大组胺试验 BAO 为零,MAO 为 5mmol/h(正常 17 ~ 23mmol/h),胃腔 pH 值为 4.5,最大可能疾病是
A. 慢性浅表性胃窦炎
B. 慢性萎缩性胃窦炎
C. 慢性肥厚性胃炎
D. 十二指肠溃疡
E. 十二指肠球后溃疡

26. 男,55 岁。胃溃疡病史 8 年,近半年来上腹痛加重,无规律。X 线钡餐造影示胃黏膜皱襞增粗,胃窦部见 0.3cm × 0.3cm 不规则龛影,突出腔外,胃蠕动正常,胃酸正常。印象为
A. 胃癌
B. 胃良性溃疡
C. 胃溃疡合并幽门梗阻
D. 胃良性溃疡但不排除恶变
E. 胃良性溃疡合并胃黏膜脱垂

27. 男性,68 岁。原发性高血压 30 年,肾功能不全 3 年,现尿少,水肿,血钾为 5.6mmol/L,血 Cr 320μmol/L。哪类降压药不能应用
A. 利尿剂
B. α 受体阻滞剂
C. β 受体阻滞剂
D. 钙离子拮抗剂
E. ACEI

28. 女性,58 岁,近半年来自觉心前区阵发性疼痛,常在休息或清晨时发作,持续时间一般为 20 分钟或半小时,含服硝酸甘油后缓解。疼痛发作时,心电图胸? 前导联 ST 段抬高,运动负荷试验阴性,其诊断为
A. 初发型心绞痛
B. 卧位型心绞痛
C. 稳定型心绞痛
D. 变异型心绞痛
E. 恶化型心绞痛

29. 女,31 岁,妊娠 5 个月。发现尿糖(+),口服葡萄糖耐量试验结果:空腹血糖 6.6mmol/L,2 小时血糖 10.6mmol/L。既往无糖尿病史。最可能的诊断是
A. 肾性糖尿
B. 糖尿病合并妊娠
C. 妊娠期糖尿病
D. 继发性糖尿病
E. 其他特殊类型糖尿病

30. 男,52 岁,慢性肾盂肾炎 8 年,高热、腰痛 5 天入院,血肌酐 750μmol/L(8.5mg/dL),尿蛋白(+),白细胞 20 ~ 30 个/HP,红细胞 3 ~ 5 个/HP,抗菌药物应选用
A. 磺胺类
B. 呋喃类
C. 氨苄西林
D. 卡那霉素
E. 庆大霉素

31. 男性,65 岁。尿频、夜尿增多已 5 年,常有排尿困难和尿潴留,反复发作尿路感染已 1 年,发作时有尿频、尿急、尿痛和发热,经用抗生素治疗后退热,症状缓解,但不久又再复发,本例进最有价值的一步检查是
A. 腹部 X 线平片
B. 静脉肾盂造影
C. 中段尿培养
D. 尿找抗酸杆菌
E. 肛门指诊前列腺检查

32. 患者,男,23岁。右前臂内侧有红丝一条,向上走窜,停于肘部。用砭镰疗法的操作要点是
    A. 沿红线两头,针刺出血
    B. 梅花针沿红线打刺,微微出血
    C. 用三棱针沿红线寸寸挑断,并微微出血
    D. 用三棱针点刺出血
    E. 梅花针沿红线打刺,微微出血,并加神灯照法

33. 男性,25岁。3年来反复镜下血尿,偶见红细胞管型。尿蛋白定量0.9g/24h。血肌酐97.24μmol/L(1.1mg/dL),尿素氮5.4mmol/L(15mg/dL),IgG14g/L,IgA600mg/dL,IgM1300mg/L,抗"O"1:200。为了明确诊断,最有价值的进一步检查是
    A. 尿找抗酸杆菌
    B. 腹部X线平片
    C. 逆行肾盂造影
    D. 肾活检
    E. 中段尿培养

34. 某男,65岁,牧民,突发阴囊红肿剧痛,肿甚而裂,滋流欲溃,阴囊皮肤紫黑,中心腐烂,伴发热恶寒,舌红苔黄,脉滑数,白细胞18×10⁹/L,诊断
    A. 子痰
    B. 子痈
    C. 囊痈
    D. 脱囊
    E. 水疝

35. 某男,33岁,多日来出现小便频急,茎中热痛,尿黄而浊,尿中有白浊滴出,伴会阴、睾丸部胀痛不适。肛诊:前列腺饱满,压痛(++),质不硬。舌红苔黄腻,脉滑数,诊断为前列腺炎,治宜
    A. 补肾滋阴,清泄相火
    B. 清热利湿

C. 活血化瘀
D. 温肾固精
E. 疏肝解郁

36. 一患者突然上腹剧痛,伴恶心呕吐、腹胀。检查腹部有压痛、反跳痛、肌紧张。血清淀粉酶356温氏单位。如诊断重症胰腺炎还需具备下列哪一项
    A. 体温升高
    B. 白细胞增高
    C. 暴饮暴食病史
    D. 血性腹水
    E. 血钙降低

37. 男性,26岁,无诱因脐周围持续性痛24小时,8小时前转移至右下腹部,恶心呕吐,腹痛,脉搏76次/分,血压120/80mmHg,体温37.2℃,右下腹局限性压痛,轻度腹肌紧张,肠鸣音正常。白细胞10×10⁹/L,中性76%,诊断应考虑
    A. 急性胃肠炎
    B. 急性胆囊炎
    C. 急性肠系膜淋巴结炎
    D. 急性阑尾炎
    E. 胃溃疡穿孔

38. 女患者,24岁,每于经后2天小腹冷痛,喜温喜按,月经量少,色黯淡,腰膝酸软,小便清长,苔白润,脉沉细。中医辨证为
    A. 阳虚内寒
    B. 寒湿凝滞
    C. 气血虚弱
    D. 肝肾亏损
    E. 气滞血瘀

39. 女患者,曾多次人工流产,近2年月经量少,现月经3月余未行,头晕耳鸣,腰膝酸软,查尿妊娠试验阴性,舌淡少苔,脉沉弱,中医辨证为

A.气血虚弱

B.痰湿阻滞

C.阴虚血燥

D.肝肾不足

E.脾肾阳虚

C.补肾调经

D.补肾疏肝

E.补肾活

40.女患者,产后1周,乳汁极少,乳汁清稀,乳房柔软,不胀,面色少华,神疲食少,舌淡少苔,脉虚细。治疗首选

A.四物汤

B.补中益气汤

C.通乳丹

D.下乳涌泉散

E.圣愈汤

41.女患者,27岁,产后1年半,因产后大出血,月经一直未复潮,头晕眼花,心悸气短,神疲肢倦,纳呆食少,舌淡,苔薄白,脉沉缓。治疗首选方剂是

A.人参滋血汤

B.人参养荣汤

C.归肾丸

D.黄芪汤

E.加减一阴煎

42.妊娠初期,恶心呕吐,呕吐清涎,口淡无味,神疲思睡,舌淡,苔白润,脉缓滑无力,治疗首选方剂是

A.香砂六君子汤

B.橘皮竹茹汤

C.生脉散合增液汤

D.苏叶黄连汤加味

E.小半夏加茯苓汤

43.某女,月经每20~45天一行,经量少,色淡暗,质清。腰骶酸痛,头晕耳鸣,舌淡苔少,脉细尺弱。其治法是

A.疏肝理气调经

B.疏肝活血化瘀

44.女患者,21岁,14岁初潮,每于经期出现小腹冷痛,喜温喜按,经量少,色黯淡,腰膝酸冷,舌淡,苔白润,脉沉。治疗首选方剂是

A.金匮温经汤

B.少腹逐瘀汤

C.圣愈汤

D.调肝汤

E.胶艾汤

45.女患者,38岁,带下量多,质稀清冷,腰膝酸冷,小便频数,大便溏薄,舌淡,苔薄白,脉沉迟,治疗首选方剂为

A.完带汤

B.易黄汤

C.内补丸

D.止带方

E.龙胆泻肝汤

46.女患者,53岁,月经紊乱半年,时而烘热汗出,时而畏寒肢冷,头晕耳鸣,腰膝酸软,舌苔薄,脉细。治疗首选方剂是

A.左归饮

B.二仙汤合二至丸

C.右归丸

D.知柏地黄丸

E.左归丸

47.女患者,29岁,停经46天,阴道少量出血5天,色淡红,右下腹隐痛,查尿妊娠试验阳性,B超检查宫腔内未见胎囊,诊断为异位妊娠未破损型,中药保守治疗的治法是

A.活血化瘀,消癥杀胚

B.活血祛瘀,佐以益气

C.回阳救脱,活血祛瘀

D.破瘀消癥

E.理气活血,祛瘀消癥

B.手太阴、足太阴经

C.足阳明、手阳明经

48.患儿,2岁。形体极度消瘦,面呈老人貌,皮包骨头,腹凹如舟,精神萎靡,大便溏薄,舌淡苔薄腻,其证候是

A.疳肿胀

B.疳气

C.疳积

D.干疳

E.心疳

D.足太阴、足厥阴经

E.足厥阴、手太阴经

50.某男,4年前曾有左髋关节后脱位病史,复位后未行固定。此次因无外伤出现髋关节隐痛,活动后加重半年,活动受限2月而就诊,X线显示股骨头有塌陷,请问最可能的诊断是

A.创伤性关节炎

B.关节僵硬

49.患者,女,53岁。咳嗽月余,加重1周,咳引胸胁疼痛,痰少而稠,面赤咽干,舌苔黄少津,脉弦数。治疗应选取何经穴为主

A.手太阴、手阳明经

C.骨化性肌炎

D.骨缺血性坏死

E.习惯性脱位

二、B型题（标准配伍题）

答题说明

以下提供若干组考题,每组考题共用在考题前列出的A、B、C、D、E五个备选答案。请从中选择一个与问题关系最密切的答案。某个备选答案可能被选择一次、多次或不被选择。

(51~54题共用题干)

患者吴某,女性,23岁。因天气变化,起居不慎而外感,症见身热恶风,汗出不畅,咳嗽咯吐黄黏痰,咽喉肿痛,口渴,舌苔微黄,脉浮数。

51.根据患者上述临床表现及中医辨证理论可辨何证及采用哪种方剂

A.暑湿伤表证,新加香薷饮

B.风寒束表证,荆防败毒散

C.风热犯表证,银翘散合葱豉桔梗汤加减

D.气虚感冒,参苏饮加减

E.阴虚感冒,加减葳蕤汤

52.如患者患消渴症多年,素体阴亏,兼见少汗心烦,口干痰少,间或有盗汗、失眠,眼睛干涩,舌红少苔而干,脉细,其治法宜为

A.滋阴解表

B.辛温解表

C.祛暑解表

D.辛凉解表

E.益气解表

53.此时根据中医辨证理论及治疗原则,应采用的方剂为

A.桑菊饮加减

B.香薷饮加减

C.葳蕤汤加减

D.银翘散加减

E.止嗽散加减

54.如患者肺热素盛,风寒外束,症见烦热恶寒少汗,咳逆气急,痰稠,声哑,可配伍

A.石膏、麻黄

B.南沙参、天花粉、梨皮

C.大青叶、蒲公英、草河车

D.一枝黄花、元参、土牛膝

E.黄芩、知母、瓜蒌

(55～58题共用题干)

患者,女,42岁,平素倦怠少食,胃脘冷痛,近半年息吐血缠绵不止,时轻时重,血色暗淡,伴见神疲乏力,心悸气短,面色苍白,舌质淡,脉细弱。

55.根据上述临床表现,按照中医辨证理论,该病例应辨证为
A.脾胃虚寒,气不摄血
B.脾气亏虚,气不摄血
C.瘀血久留,血不归经
D.肝火犯胃,热灼血络
E.胃热壅实,热迫血行

56.如平素肢冷畏寒,胃脘冷痛,大便稀溏,可选用
A.归脾汤加三七粉
B.香砂六君子汤加三七粉
C.柏叶汤合理中丸
D.胶艾汤加白及粉
E.吴茱萸汤加白及粉

57.患者呕血量突然增多,气随血脱,症见面色苍白,四肢厥冷,汗出,脉微者,应急服
A.参附龙牡汤合黑锡丹
B.独参汤
C.回阳救逆汤
D.回阳解毒汤
E.通脉四逆汤

58.如患者呕血治愈,生活调理中下列哪一项不是禁忌
A.暴饮暴食
B.饮酒
C.情志过激
D.房事
E.辛辣刺激性食品

(59～61题共用题干)

患者,男,20岁。小便时受寒诱发腹痛,以少腹疼痛为主,拘急而痛,得温可减,舌苔薄白,脉沉紧。

59.根据患者上述临床特征,按照中医辨证体

系,此患者考虑诊断为腹痛,其病机为
A.寒邪直中少阴
B.寒邪直中太阴
C.厥阴经受寒
D.寒凝气滞
E.寒凝血瘀

60.如此,针对本病本证型,其中医治法当选用下列哪种最为合适
A.温中散寒
B.温肾散寒
C.温肝散寒
D.散寒理气
E.散寒祛瘀

61.那么针对本病下列方剂中最为恰当的是
A.通脉四逆汤
B.乌头桂枝汤
C.当归四逆汤
D.暖肝煎
E.吴茱萸汤

(62～64题共用题干)

刘某,男,40岁。有高血压病史2年,近日情志不遂头痛而眩,心烦易怒,夜眠不宁,两胁胀痛,面红口苦,苔薄黄,脉弦有力。

62.根据患者上述临床表现,此患者中医辨证应诊断为
A.风热头痛
B.风湿头痛
C.肝阳头痛
D.痰浊头痛
E.肾虚头痛

63.那么根据患者上述诊断特点,下列哪项为本病主要治法
A.疏散风热
B.平肝潜阳
C.养阴补肾
D.化痰降逆
E.健脾宁心

64.根据上述临床辨证特点及主要治疗方法下

列方药宜选用

A. 芎芷石膏汤

B. 天麻钩藤饮加减

C. 大补元煎加减

D. 半夏白术天麻丸加减

E. 镇肝熄风汤

（65～69 题共用题干）

某男,57 岁,患慢性肝炎 3 年,近日腹大胀急,按之如囊裹水,右胁胀痛,食少,便溏,双下肢浮肿,神困倦怠,怯寒懒动,舌苔白腻,脉缓。

65. 其诊断为

A. 痞满

B. 臌胀

C. 胁痛

D. 积聚

E. 肿胀

66. 其证型为

A. 肝气犯脾

B. 水湿困脾

C. 肝气郁结

D. 痰浊内阻

E. 水湿泛滥

67. 其治法为

A. 利水消肿

B. 温中健脾,行气利水

C. 疏肝理气

D. 化痰理气

E. 疏肝健脾

68. 其选方是

A. 柴胡疏肝散

B. 实脾饮

C. 二陈汤

D. 消遥散

E. 五苓散

69. 若浮肿较甚,小便短少,可加

A. 滑石、葶苈子、防己

B. 肉桂、猪苓、车前子

C. 泽兰、白茅根、益母草

D. 白术、苍术、藿香

E. 泽泻、黄芪、木香

（70～72 题共用题干）

李某,中年男性,主因腰部困重疼痛月余,于 8 月 16 日来诊。腰痛每于阴雨天加重,伴有头痛如裹,脘腹不舒,口中黏腻,小便黄赤,大便不爽,舌质红,苔腻略黄,脉濡数。

70. 该患者应诊断为何种腰痛

A. 肾著腰痛

B. 湿热腰痛

C. 肾虚腰痛

D. 血瘀腰痛

E. 风湿腰痛

71. 该患者中医治法宜选用

A. 散寒行湿,通经活络

B. 祛风除湿,通经活络

C. 清热祛湿,舒筋活络

D. 活血化瘀,理气止痛

E. 活血清热,补肾强腰

72. 治疗该患者的中医方剂宜选用

A. 肾著汤加减

B. 独活寄生汤加减

C. 四妙丸加减

D. 知柏地黄丸加减

E. 宣痹汤加减

（73～75 题共用题干）

患者,男性,48 岁。寒热往来,身热起伏,汗少,咳嗽,痰少,气急,胸胁刺痛,随呼吸、转侧加重,口苦,咽干,苔薄白,脉弦数。

73. 根据以上描述,应诊断为

A. 溢饮

B. 胸痹

C. 支饮

D. 痰饮

E. 悬饮

74. 根据以上描述,证属

A. 饮停胸胁

B. 邪犯胸肺

C. 络气不和

D. 表寒里饮

E. 脾阳虚弱

75. 根据辨证,宜选用

A. 小青龙汤

B. 苓桂术甘汤合小半夏加茯苓汤

C. 控涎丹

D. 柴枳半夏汤

E. 香附旋覆花汤

(76~80 共用题干)

患者,男,73 岁,高热头痛,手足躁动,口噤,舌质红绛,少苔,脉弦细而数。

76. 根据描述,该病属

A. 中风

B. 癫证

C. 痫证

D. 颤证

E. 痉证

77. 该证的治法为

A. 祛风散寒,燥湿和营

B. 清心透营,开窍止痉

C. 清肝潜阳,息风止痉

D. 清泄胃热,增液止痉

E. 豁痰开窍,息风止痉

78. 该病证的首选方为

A. 羌活胜湿汤

B. 乌头汤

C. 羚角钩藤汤

D. 白虎汤

E. 清营汤

79. 若患者出现口苦苔黄,则加

A. 龙胆草、栀子、黄芩

B. 黄连、菊花

C. 白芍、生地

D. 石膏、生地、麦冬

E. 大黄、芒硝

80. 若出现口渴甚者,则加

A. 白芍、生地

B. 石膏、花粉

C. 栀子、淡竹叶

D. 黄芩、生地

E. 丹皮、白芍

(81~83 题共用题干)

患者,男性,36 岁,双下肢痿软无力 5 年余,反反复复,逐渐加重,腰膝酸软,不能久立,腿胫大肉渐脱,眩晕,耳鸣,舌咽干燥,遗精,盗汗,舌红少苔,脉细数。

81. 根据描述,该病证候为

A. 脾胃虚弱证

B. 肝肾亏损证

C. 脉络瘀阻证

D. 肺热津伤证

E. 湿热浸淫证

82. 该病病机为

A. 气虚血瘀,阻滞经络,筋脉失养

B. 脾虚不健,生化乏源,气血亏虚

C. 肝肾亏虚,阴精不足,筋脉失养

D. 阴血亏耗,筋脉失养

E. 气阴两伤,筋脉失养

83. 代表方是

A. 虎潜丸

B. 归脾汤

C. 圣愈汤合补阳还五汤

D. 知柏地黄丸

E. 生脉散

(84~87 题共用题干)

患者男性,25 岁,素体羸瘦,有肺结核病史,1 年前出现右侧睾丸部酸胀隐痛,伴阴囊发凉,苔薄,脉滑。触诊:右侧附睾尾部有不规则的局限性结节,质硬,触痛明显,化验血沉 45mm/h。

84. 根据描述,本病应诊断为

A. 子痈

B. 囊痈

C. 子痰

D. 水疝

E. 脱囊

85. 根据描述,应辨证为

A. 肾气亏虚

B. 肾虚内热

C. 湿痰凝结

D. 肾虚寒湿

E. 瘀血阻络

86. 根据辨证,选择的治则应为

A. 温经通络,化痰除湿

B. 滋肾养阴,化痰除湿

C. 温肾补阳,化痰散结

D. 活血化瘀,化痰散结

E. 清热化湿,化痰散结

87. 此时应选择的方药为

A. 先天大造丸合小金丹

B. 阳和汤加减,兼服小金丹

C. 化坚二陈丸加减

D. 代抵当汤加减

E. 六味地黄丸合消核丸

(88~89 题共用题干)

患者,女,29 岁,近 2 天外阴瘙痒,白带量多,色黄质稀,味臭。

88. 根据症状,其最可能的诊断是

A. 滴虫性阴道炎

B. 淋菌感染

C. 霉菌性阴道炎

D. 老年性阴道炎

E. 非特异性阴道炎

89. 治疗应选用

A. 达克宁栓

B. 甲硝唑栓

C. 呋喃西林

D. 龙胆紫溶液

E. 红霉素软膏

(90~91 题共用题干)

女患者,42 岁,发现下腹部有一包块,时有疼痛,按之柔软,带下较多,色白质黏稠,胸脘痞闷。舌苔白腻,脉沉滑。

90. 根据描述,本证的治法应是

A. 清热利湿,破瘀消癥

B. 活血散结,破瘀消癥

C. 理气化痰,破瘀消癥

D. 行气导滞,活血消癥

E. 益气养血,化瘀消癥

91. 根据描述,治疗本证应选

A. 乌鸡白凤丸

B. 香棱丸

C. 开郁二陈汤

D. 桂枝茯苓丸

E. 加味逍遥丸

(92~93 题共用题干)

女患者,产后 5 天,高热寒战,小腹疼痛拒按,恶露量较多,色紫黯如败酱,有臭味,烦躁口渴,尿少色黄。舌红苔黄,脉数有力。

92. 根据描述,其辨证应属

A. 血热

B. 血瘀

C. 血虚

D. 感染邪毒

E. 外感

93. 根据辨证,治疗宜首选

A. 安宫牛黄丸

B. 解毒活血汤

C. 大黄牡丹皮汤

D. 清营汤

E. 五味消毒饮

(94~96 题共用题干)

足月新生儿,出生后 24 小时内出现黄疸,症见面目、周身皮肤发黄,颜色鲜明如橘皮,精神疲倦,不欲饮乳,大便秘结,小便短赤,舌红苔黄。

94. 应诊断为

A. 生理性胎黄

B. 病理性胎黄

C. 瘀积胎黄

D. 寒湿胎黄

E. 血热妄行胎黄

95. 治疗首选方剂是

A. 栀子柏皮汤

B. 茵陈蒿汤

C. 甘露消毒丸

D. 犀角散加减

E. 栀子金花汤

96. 最合适的实验室检查是

A. 外周血常规检查

B. 母婴血型检查

C. 骨髓穿刺检查

D. 血清胆红素检查

E. 血清电解质检查

(97~98 题共用题干)

患者胞睑内生硬结半年,皮色如常,按之不痛,与睑皮肤不粘连。

97. 最合适的治疗方法是

A. 热敷

B. 局部按摩

C. 点眼药水

D. 手术切除

E. 涂眼药膏

98. 最可能的病因是

A. 痰湿阻结

B. 痰热阻结

C. 恣食炙博厚味

D. 外感风寒

E. 外感风热

(99~100 题共用题干)

某女,月经周期为 32~35 天,经行量少,色紫黑有块,小腹胀痛拒按,舌正常,脉细涩。

99. 根据描述,其治法是

A. 温阳活血化瘀

B. 疏肝行气调经

C. 活血化瘀调经

D. 活血化瘀止痛

E. 活血行气止痛

100. 首选方是

A. 失笑散

B. 金铃子散

C. 少腹逐瘀汤

D. 生化汤

E. 桃红四物汤

参考答案

基础知识

1. C	2. B	3. E	4. C	5. C	6. E	7. D	8. D	9. C	10. B
11. B	12. D	13. E	14. C	15. E	16. C	17. A	18. C	19. B	20. A
21. B	22. A	23. E	24. B	25. A	26. C	27. B	28. D	29. C	30. D
31. E	32. D	33. C	34. B	35. C	36. B	37. C	38. E	39. B	40. D
41. B	42. D	43. A	44. D	45. A	46. C	47. D	48. E	49. B	50. D
51. B	52. E	53. E	54. B	55. E	56. B	57. D	58. E	59. A	60. B
61. A	62. D	63. D	64. C	65. C	66. C	67. B	68. E	69. D	70. D
71. C	72. B	73. A	74. E	75. B	76. C	77. C	78. B	79. B	80. C
81. B	82. C	83. B	84. A	85. E	86. D	87. A	88. B	89. A	90. D
91. A	92. E	93. E	94. A	95. D	96. E	97. C	98. B	99. C	100. D

相关专业知识

1. B	2. D	3. C	4. C	5. B	6. E	7. D	8. A	9. A	10. E
11. C	12. B	13. D	14. C	15. A	16. A	17. B	18. E	19. D	20. A
21. B	22. E	23. A	24. E	25. C	26. A	27. C	28. B	29. E	30. C
31. B	32. E	33. C	34. E	35. B	36. D	37. B	38. B	39. C	40. B
41. A	42. C	43. A	44. B	45. C	46. E	47. B	48. C	49. A	50. B
51. C	52. D	53. D	54. E	55. E	56. C	57. C	58. A	59. E	60. C
61. B	62. E	63. B	64. B	65. D	66. D	67. B	68. C	69. A	70. D
71. E	72. D	73. A	74. D	75. C	76. E	77. E	78. D	79. B	80. C
81. B	82. A	83. D	84. E	85. E	86. A	87. A	88. E	89. E	90. C
91. C	92. A	93. D	94. A	95. A	96. D	97. D	98. E	99. B	100. E

专业知识

1. D	2. C	3. E	4. E	5. C	6. C	7. E	8. D	9. B	10. D
11. E	12. D	13. D	14. E	15. C	16. C	17. D	18. B	19. E	20. D
21. D	22. E	23. C	24. E	25. E	26. E	27. E	28. B	29. D	30. D
31. A	32. D	33. B	34. B	35. B	36. D	37. B	38. D	39. B	40. D
41. B	42. D	43. E	44. A	45. B	46. A	47. A	48. A	49. D	50. D
51. D	52. D	53. B	54. B	55. D	56. B	57. E	58. B	59. E	60. A
61. E	62. B	63. B	64. D	65. D	66. A	67. C	68. A	69. C	70. E
71. D	72. C	73. A	74. B	75. C	76. A	77. A	78. B	79. A	80. B
81. A	82. B	83. B	84. C	85. D	86. A	87. C	88. A	89. A	90. A
91. B	92. D	93. C	94. B	95. D	96. A	97. B	98. C	99. D	100. E

专业实践能力

1. E	2. C	3. A	4. E	5. A	6. C	7. A	8. A	9. E	10. B
11. B	12. D	13. D	14. E	15. E	16. B	17. D	18. B	19. C	20. A
21. C	22. C	23. C	24. D	25. B	26. D	27. E	28. D	29. C	30. C
31. E	32. C	33. D	34. D	35. A	36. D	37. D	38. A	39. D	40. C
41. B	42. A	43. C	44. A	45. C	46. B	47. A	48. D	49. E	50. D
51. C	52. A	53. C	54. A	55. B	56. C	57. B	58. D	59. C	60. C
61. D	62. C	63. B	64. B	65. B	66. B	67. B	68. B	69. B	70. B
71. C	72. C	73. E	74. B	75. D	76. E	77. C	78. C	79. A	80. B
81. B	82. C	83. A	84. C	85. C	86. A	87. B	88. A	89. B	90. C
91. C	92. D	93. B	94. B	95. B	96. D	97. D	98. A	99. C	100. E